TÉMOIGNAGES

Mon père s'est battu contre la scoliose depuis presque 25 ans maintenant. La douleur est devenue si atroce qu'il a finalement considéré une opération comme la dernière option. Connaissant le nombre de risques liés à toutes les opérations, j'ai commencé à faire des recherches sur la scoliose. C'est alors que je suis tombée sur le livre du Dr. Kevin Lau. Depuis, cela fait six mois que toute la famille suit ce régime. Aujourd'hui, je suis contente de dire que la colonne de papa va mieux. En outre, nous avons tous perdu pas mal de poids et nous sommes en bien meilleure santé !

– Jenny

Quand j'avais cinq ans, maman remarqua que j'avais une drôle de démarche et elle m'emmena chez le pédiatre. Après avoir délibéré avec un autre docteur, il confirma que j'avais une scoliose. On me fit porter un corset et, pour un certain temps, il sembla que ma colonne se redressait. Toutefois, elle se recourba après quelque temps. Maman et moi nous avons tout essayé, mais en vain. Un ami lui parla de ce programme surprenant du Dr. Lau pour corriger la scoliose et Maman l'acheta sur le champ. J'étais un peu septique, mais je pensais « Qu'est-ce que j'ai à perdre ? »

Le mois dernier, mon médecin m'a dit que ma colonne s'améliorait et disons que maintenant j'ai des abdos et que plus jamais j'arrêterais !

– Sam, un survivant

Ce livre éclaire les trois différents types de métabolisme et les aliments appropriés pour chaque type. Ai-je mentionné que les recettes sont vraiment mortelles ? Préparez-vous à partir pour le meilleur voyage culinaire de votre vie !

– Sammy, un amoureux de la nourriture

Avez-vous déjà acheté un livre de cuisine qui comprend une liste de courses et qui vous indique comment conserver vos épices et les avantages de chacun d'eux ? C'est le Graal des livres de cuisine !

– Zain, obsédé !

VOTRE TRAITEMENT DE LA SCOLIOSE LA SCOLIOSE PAR LA

cuisine

POUR UNE COLONNE EN MEILLEUR ÉTAT !

DR. KEVIN LAU

Dr Kevin Lau
302 Orchards Road ≠06-03
Tong Building (Rolex Center)
Singapore 238862

Pour plus d'informations sur le DVD d'exercices, le livre audio et l'application
pour iPhone ScolioTrack, visitez :

www.HIYH.info

www.ScolioTrack.com

Imprimé aux Etats-Unis d'Amérique

ISBN: 9789810925277

AVERTISSEMENT

L'objet de ce livre est d'apporter des informations afin d'éduquer le lecteur. Il ne doit pas être utilisé pour diagnostiquer ou soigner des maladies et ne peut en aucun cas se substituer à un avis médical, une intervention chirurgicale ou un traitement. Toute conséquence découlant de l'application de ces informations sera de la seule responsabilité du lecteur. Ni les auteurs, ni les éditeurs ne pourront être tenus responsables d'éventuels torts causés ou prétendus être causés par l'application de ces informations. Utilisez-les à vos propres risques selon votre propre jugement. Les individus qui sont malades ou soupçonnent de l'être sont fortement exhortés à solliciter l'aide d'un professionnel de la santé certifié, pour le diagnostique, l'évaluation, et le traitement des éventuelles maladies, avant de mettre en place le moindre protocole contenu dans ce livre. L'utilisation de ce programme devrait se produire en corrélation avec tout traitement prescrit et devrait être pleinement approuvé par votre médecin traitant avant de commencer.

TABLE DES MATIÈRES

Les soupes

Les viandes

La volaille

Les fruits de mer

Les encas

Remerciements

Je suis particulièrement reconnaissant à mes éditeur, designer de la couverture et designer de la mise en page de m'avoir aidé dans la sortie de ce livre surprenant sur la cuisine pour la scoliose. Étant un chiropracteur pratiquant, je rencontre un grand nombre de patients faisant des efforts sérieux, mais littéralement éreintants, pour vivre une vie significative avec la scoliose. Et bien, la nature a une nouvelle manière d'offrir des mesures correctives pour la pire des affections. L'alimentation et le régime possèdent un pouvoir inimaginable de guérir les symptômes de scoliose et de procurer du soulagement.

Je dédie ce Livre de cuisine à tous ces merveilleux êtres humains qui démontrent une force surprenante en faisant face à la scoliose. J'espère sincèrement que le contenu de ce livre aidera à soulager leur douleur et leur malaise au plus haut point.

Pensées chaleureuses,

SOSORT

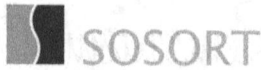

SOCIÉTÉ INTERNATIONALE SUR LE TRAITEMENT ORTHOPÉDIQUE ET RÉHABILITATION DE LA SCOLIOSE

En reconnaissance de sa contribution
aux soins et aux traitements conservateurs de la scoliose,

Kevin LAU, DC
Singapour

Est par la présente déclaré
Membre Associé de la SOSORT en 2012

Stefano Negrini, MD,
Italie, Président

Patrick Knott, PhD, PA-C,
Secrétaire Général

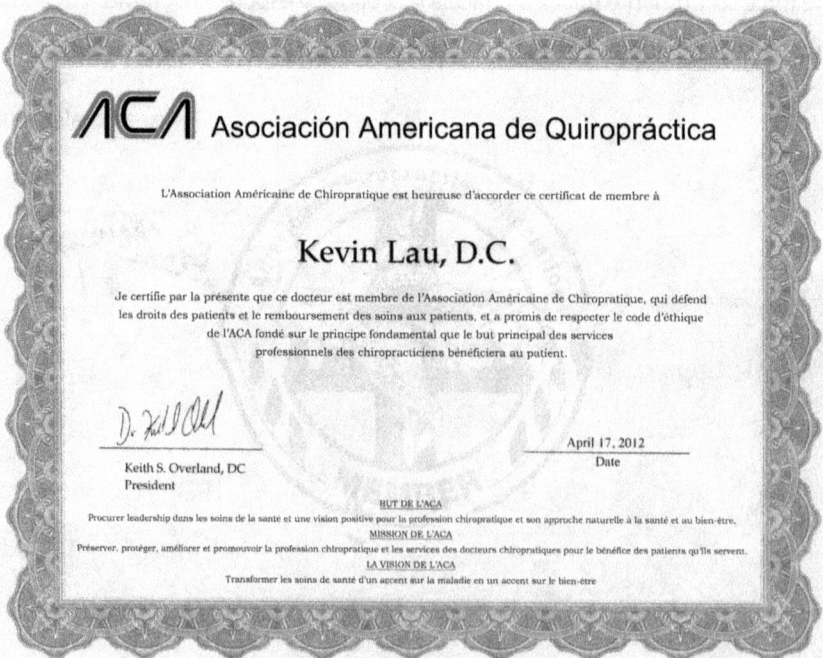

ACA Asociación Americana de Quiropráctica

L'Association Américaine de Chiropratique est heureuse d'accorder ce certificat de membre à

Kevin Lau, D.C.

Je certifie par la présente que ce docteur est membre de l'Association Américaine de Chiropratique, qui défend les droits des patients et le remboursement des soins aux patients, et a promis de respecter le code d'éthique de l'ACA fondé sur le principe fondamental que le but principal des services professionnels des chiropracticiens bénéficiera au patient.

Keith S. Overland, DC
President

April 17, 2012
Date

BUT DE L'ACA
Procurer leadership dans les soins de la santé et une vision positive pour la profession chiropratique et son approche naturelle à la santé et au bien-être.
MISSION DE L'ACA
Préserver, protéger, améliorer et promouvoir la profession chiropratique et les services des docteurs chiropratiques pour le bénéfice des patients qu'ils servent.
LA VISION DE L'ACA
Transformer les soins de santé d'un accent sur la maladie en un accent sur le bien-être

Le docteur Kevin Lau possède un diplôme de docteur en chiropractie de l'université RMIT de Melbourne (Australie) et un Mastère de nutrition holistique. Il est membre de la société internationale de traitement orthopédique et de réhabilitation de la scoliose (SOSORT), la principale société internationale traitant du traitement conservateur des déformations vertébrales, ainsi que de l'association américaine de chiropractie (ACA), la plus grande organisation professionnelle des Etats-Unis.

Introduction

Comme chiropracteur, nutritionniste et développeur d'applications, je suis toujours très occupé et plein d'enthousiasme ! Comment est-ce que je suis toujours aussi énergique... mérite réflexion !

Comment est-ce que je peux garder mon corps et mon esprit au top tout au long de l'année ? Cela m'a pris quelque temps pour apprendre comment prendre meilleur soin de mon corps. Comme je l'ai déjà partagé dans un livre précédent, dans mes jeunes années, je travaillais comme garçon dans des restaurations rapides. Entouré de malbouffe, je m'offrais des burgers, des milkshakes et des litres et des litres de boissons toute la journée.

Bien que je restais mince, mon corps était un désastre. J'avais une éruption d'acné et je me sentais épuisé comme si j'étais vidé. Je n'avais aucune énergie pour faire quoi que ce soit.

Toutefois, très rapidement je compris que la manière dont je me sentais était le résultat de la façon dont je me nourrissais. C'est alors que je réalisais que je devais changer de régime à 360°.

Aujourd'hui, je suis en meilleure forme de vie et d'énergie ; le lapin Duracell n'est pas de taille à lutter avec moi !

Le régime Paléo est un plan nutritionnel moderne qui imite le régime de nos ancêtres, les hommes des cavernes, qui avaient les corps les plus sains et libres de maladies. Je l'ai adopté pour convenir à mon type de métabolisme et je continue à m'en réjouir. C'est un pur plaisir d'apprendre les secrets de la cuisine de nos ancêtres, édifié par leur instinct de découvrir des aliments. On s'émerveille simplement de leur intelligence innée d'absorber des nutriments et de les inclure dans leurs régimes.

Les recettes du régime Paléo touchent vos papilles gustatives aux bons endroits.

Les grands chefs mettent toujours beaucoup de sentiments dans leur cuisine. Qu'est-ce que je vais partager avec vous dans ce livre ?

Il y a 115 recettes séduisantes dans ce livre. Chaque recette comprend trois formules pour les trois types de différents métabolismes.

Ainsi les recettes de ce livre sont taillées pour votre type de métabolisme et vous offrent aussi en dernier ressort une alimentation basée sur vos gènes et votre déformation.

J'ai beaucoup de patients scoliotiques, juste comme vous et il n'y a qu'une chose que vous devez toujours vous rappeler. La scoliose n'est pas une sentence à vie ! Si vous suivez ce régime et aussi essayez de pratiquer les méthodes holistiques dont j'ai fait part dans mes autres livres comme les exercices et les appareils médicaux recommandés, vous remarquerez une énorme amélioration dans l'alignement de votre colonne.

Adhérer au régime Paléo signifie faire ses adieux à tous les « mauvais aliments » comme le sucre, les aliments préparés, les céréales. Cela signifie aussi accueillir les groupes d'aliments plus sains comme le poisson, le gibier, les viandes, les fruits, les noix et les légumes. C'est les aliments à base d'alcaline qui minimisent l'appauvrissement en calcium. Par exemple, pas mal de recettes utilisent des légumes cultivés et du pro biotique, qui sont formidables pour améliorer notre système immunitaire, augmenter notre énergie et augmenter la quantité de bonnes bactéries qui habitent notre micro flore dans note tube digestif.

Je parie que vous connaissez l'expression « Jamais rien sans rien ». Et bien, en adoptant ces recettes vous devrez abandonner certains de vos « aliments favoris ». Toutefois, je vous garantis que vous recevrez en échange quelque chose de bien plus grand c'est-à-dire un corps et un esprit sains, tout au long de l'année, tout comme je le fais.

Les sagesses de la cuisine, faisant partie de ce livre, vous aideront à prévenir la perte de nutriments vitaux pendant la cuisson. Cela fera ressortir le chef en vous et reflétera au mieux vos talents culinaires. Après tout, on ne sait jamais, vous pourriez passer la sagesse de génération en génération, comme un héritage familial.

Les recettes de ce livre vous aide à planifier des plats plus nourrissants et appétissants, complétant pleinement vos corps, esprit et style de vie. En outre, elles se préparent rapidement et facilement et sont vraiment compatibles avec la personne toujours pressée que vous êtes !

Suis-je invité à dîner ?

PARTIE 1 *Le typage Paléo*

Chapitre 1

Qu'est-ce que le typage Paléo ?

Pour le dire simplement, le typage Paléo est une combinaison saine des régimes originaux Paléo et du typage métabolique.

Le régime Paléo imite les habitudes alimentaires de nos ancêtres les hommes des cavernes, qui comprenaient primairement des plantes et des animaux sauvages. Il explique comment nos aïeux comprenaient les capacités excellentes de leur corps à se régler et à se guérir. Ils mangeaient simplement la nourriture que la nature leur donnait et leur corps y était adapté. En conséquence, leurs corps utilisaient moins d'énergie pour la digestion et l'assimilation alors qu'ils en prenaient le maximum pour l'effet de l'auto guérison et obtenaient une santé optimale.

Le deuxième aspect du régime est de trouver les aliments qui correspondent à votre type de métabolisme. Chaque personne a un métabolisme unique et différent. Le typage métabolique définit la manière dont votre corps fonctionne sur le plan interne et la façon dont votre système traite les aliments et absorbe les nutriments. Nous savons que les nutriments qui sont appropriés pour une personne peuvent ne pas l'être pour une deuxième et être préjudiciables à une troisième.

En conséquence, lorsque vous adoptez le régime Paléo, qui est spécifique pour votre type métabolique individuel, vous trouverez votre régime optimal que j'ai nommé le « Typage Paléo ».

En tant que chiropracteur praticien et nutritionniste, je comprends votre calvaire et votre inconfort, aussi bien physique que psychologique. Au cours des années, j'ai essayé de simplifier l'alimentation et la guérison, mais ultimement la santé ne peut pas être uniforme pour tout le monde. Au fond, les patients et les lecteurs doivent apprendre à être en accord avec leur corps et comment ces derniers répondent aux aliments ce que le typage métabolique les aidera à faire. En conséquence, j'ai recherché des méthodes holistiques non invasives pour vous aider à corriger la courbure de votre colonne. C'est la principale raison pour laquelle j'ai écrit ce livre... pour introduire le régime du Typage Paléo près de vous.

▮▮▮▮▮▮▮▮▮▮ ▮▮▮▮ ▮ ▮▮▮▮▮▮ ▮▮▮

Introduction

Dans le livre « Votre programme pour la prévention et le traitement naturel de la scoliose », le test MT était très basique. Dans celui-ci, j'ai inclus un test plus complet qui a en premier été décrit dans le livre de Bill Wolcott le Typage métabolique.

Chacun de nous est différent et c'est ce qui rend chaque individu unique. Nous savons que nous sommes tous différents physiquement, émotionnellement et spirituellement. Toutefois, nous ne sommes peut-être pas conscients que nous sommes aussi différents de la manière dont nous traitons notre nourriture et de la fonction interne. C'est exactement la raison pour laquelle nous devrions manger différemment.

Curieusement, le typage métabolique n'est rien de nouveau considérant la fameuse citation des Grecs et des Romains que « La nourriture de l'un est un poison pour l'autre ».

Prenez l'exemple d'une voiture. Pouvez-vous rouler au diesel si votre voiture est construite pour l'essence ? La même chose vaut pour votre corps. La nourriture que vous absorbez par la bouche peut faire que votre corps fonctionne efficacement comme votre voiture, lui procurant donc toutes ses exigences génétiques. Mais, elle peut aussi faire des dégâts dans votre corps, vous rendant malade, fatigué et malsain.

Ce sont les bases du typage métabolique, garantissant que vous consommez exactement ce dont vous avez besoin et non ce que quelqu'un d'autre a besoin.

William Wolcott, avec quelques autres modernes chercheurs nutritionnistes, convient qu'il existe trois types de métabolisme : le type protéines, le type glucides et le type mixte. Voyons brièvement comment ils expliquent chacun d'eux.

Les gens qui tombent dans la catégorie du type protéines doivent se concentrer sur un haute densité, de protéines purines qui se trouvent dans les viandes rouges comme les cuisses de poulet, le mouton, le bœuf, le saumon et les abats. Ils doivent limiter leur consommation d'aliments riches en glucides glycémiques comme les sucres, les pommes de terre et les céréales affinées.

Ils devraient au contraire se nourrir de grains complets, de légumes pauvres en glucides comme les asperges, les haricots verts frais, les choux fleurs, les épinards, le céleri et les champignons. La quantité de fruits qu'ils consomment devrait aussi être limitée car les types protéines ont tendance à développer des problèmes d'hyperglycémie. Ils devraient donc manger des avocats, des noix de coco, des olives vertes, des pommes vertes et des poires.

Les types protéines devraient se nourrir souvent et éviter l'alcool sous toutes ses formes.

D'un autre côté, les types glucides doivent se concentrer sur de faibles protéines (faible purine), des sources faibles en matières grasses comme le poulet, le poisson et les légumes. Les glucides supportent aussi bien l'amidon. Bien que leur corps puisse tolérer une grande quantité d'amidon comme les céréales et les légumes, ils devraient manger ces aliments de façon modérée.

Tous les fruits sont bons pour les types glucides mais les baies et les agrumes le sont particulièrement.

Les types mixtes peuvent combiner les sortes d'aliments des protéines et des glucides en égales proportions.

Une fois que votre métabolisme est équilibré, vous aurez plus d'énergie que vous croyiez possible.

Allez-y faites le test de typage métabolique et commencez à nourrir votre corps avec les aliments adéquats pour qu'il fonctionne de façon optimale.

Lisez aussi mon livre « Votre programme pour la prévention et le traitement naturel de la scoliose ».

Mode d'emploi

Pour chacune des questions suivantes, veuillez entourez la réponse (A, B, C) qui vous correspond le mieux.

Si pour l'une des questions vous êtes certain qu'aucune réponse ne vous correspond, laissez simplement cette question sans réponse.

Toutefois, dans certains cas, vous trouverez qu'aucune des réponses données ne vous décrit exactement. Dans de tels cas, ne vous inquiétez pas du fait qu'une réponse donnée ne vous décrive pas avec une absolue précision. Choisissez simplement la réponse qui décrit le mieux vos tendances générales.

Rappelez-vous, que vous cherchez les patrons de votre métabolisme général ou vos tendances. Vous ne devez pas rester accroché à des détails exacts ou la formulation spécifique de chaque réponse ou question.

Veuillez répondre à toutes les questions en tenant compte de comment vous êtes maintenant et non comment vous l'étiez par le passé, ou comment vous aimeriez être ou comment vous pensez que vous devriez être. Essayez d'être aussi attentif et honnête que vous le pouvez. Toutefois, souvenez-vous qu'il n'y a pas de réponses justes ou fausses !

Vous pourrez être surpris de ne pas connaître la réponse à certaines questions. Par exemple, vous pouvez ne pas savoir quelle serait votre réaction à un certain type d'aliment ou une combinaison d'aliments. Vous devriez alors laisser le test de côté pour un moment jusqu'à ce que vous puissiez tester votre réaction à l'aliment concerné. Bien que vous ne devriez pas avoir à lutter avec aucune des questions ou aspects de ce test, la précision est importante.

Remarquez que vous pourrez toujours faire le test à n'importe quel moment dans le futur pour comparer vos résultats. C'est une chose que vous voudrez faire périodiquement de toute façon, pour voir si votre organisme a changé. En fait, il est normal de s'y attendre.

1. La colère et l'irritation

Quelque fois nous sommes en colère pour de « bonnes raisons ». Mais pour certaines personnes, être en colère ou irritées se produit souvent, même quotidiennement et sont spécifiquement influencées par ce qu'elles ont – ou n'ont pas – mangé. Sautez cette question si vous n'êtes pas en colère ou irrité à cause d'une certaine nourriture.

A. Quand je suis en colère, manger de la viande ou un aliment riche en matières grasses semble empirer les choses.

B. Parfois, manger soulage ma colère et ce que je mange importe peu.

C. J'ai souvent remarqué que les sentiments de colère ou d'irritation ont été atténués après que j'ai mangé quelque chose de lourd et riche en matières grasses comme de la viande.

2. Anxiété

Certaines personnes ont tendance à être anxieuses, ressentent de l'appréhension ou sont inquiètes. Dans beaucoup de cas, ces sentiments sont atténués ou augmentés par la sorte de nourriture absorbée. Ne répondez pas à cette question si vous ne ressentez pas de l'anxiété qui soit influencée par n'importe quel groupe d'aliments.

Quand je me sens anxieux :

A. Des fruits et des légumes me calment.

B. De manger presque n'importe quoi soulage mon anxiété.

C. Un plat lourd et riche en matières grasses améliore la manière dont je me sens et diminue mes sentiments d'anxiété.

Calculez les résultats de cette page :

A = _____   B =_____   C =_____

3. Le petit déjeuner idéal

Certaines personnes disent que le petit déjeuner est le repas le plus important de la journée. Mais cela n'est pas vrai d'un point de vue métabolique. En fait, chaque fois que vous mangez quoi que ce soit, ce que vous mangez est important parce que votre capacité à fonctionner dépend du genre de carburant vous mettez dans vos « moteurs de métabolismes ». Quel genre de petit déjeuner vous procure le plus d'énergie, de sentiment de bien-être, votre top performance et vous rassasie le plus longtemps.

A. ou bien pas de petit déjeuner ou quelque chose de léger comme des fruits, et/ou un toast ou des céréales ; et / ou du lait ou du yaourt.

B. œuf(s), toast, fruit

C. un plat riche comme des œufs, du bacon ou des saucisses, des pommes de terre sautées, un toast ou un steak et des œufs.

Calculez les résultats de cette page :

A = _____   B = _____   C = _____

4. Le repas préféré

Prétendez que c'est votre anniversaire et ne tenez aucun compte des règles et restrictions de régime pour une bonne santé supposée. Vous êtes prêt à vous régaler avec vos aliments préférés et avoir du bon temps. Si vous vous serviez à un buffet somptueux quel genre de nourriture choisiriez-vous ?

A. Je choisirais des aliments légers comme du poulet, de la dinde, du poisson blanc, des salades, des légumes, et un échantillon de desserts variés.

B. Je choisirais une combinaison des aliments de la réponse A et C.

C. Je choisirais des aliments riches en matières grasses comme du roastbeef, du bœuf Stroganoff, des côtes de porc, des côtelettes, du saumon, des pommes de terre, de la sauce, quelques légumes, ou peut-être une petite salade avec de la vinaigrette et du roquefort ; un gâteau ou pas de dessert.

Calculez les résultats de cette page :

A = _____   B =_____   C =_____

5. Le Climat

Le climat, la température, l'environnement peuvent faire une grande différence dans la sensation de bien-être chez une personne, son niveau d'énergie, sa productivité et ses humeurs. Certains se sentent bien lorsqu'il fait chaud, alors que d'autres dépérissent. Certains revivent lorsqu'il fait froid, alors que d'autres vont en retraite et « hibernent ». Pour d'autres, la température et le climat ne semblent pas occasionner de grande différence. Veuillez sélectionner ce qui décrit le mieux l'impact de la température sur vous et votre fonctionnement.

A. Je suis le mieux lorsqu'il fait chaud. Je ne supporte pas le froid.

B. La température m'importe peu. Je me sens bien qu'il fasse chaud ou froid.

C. Je me sens mieux lorsqu'il fait frais ou froid. Je ne supporte pas la chaleur.

6. Sensation de poids sur la poitrine

Certains types métaboliques ont l'impression de « pression sur la poitrine », une sensation très précise dans la cage thoracique. Cela leur donne l'impression d'avoir un poids lourd sur la poitrine, et les empêche de respirer.

C. J'ai tendance à avoir des problèmes de poids sur la poitrine.

Il n'y a pas de choix A ou B

Calculez les résultats de cette page :

A = _____   B = _____   C = _____

7. Le café

Le café, lorsqu'il est cultivé de façon organique, préparé de façon appropriée, et utilisé sans abus, est une boisson acceptable pour certains types de métabolisme. Bien sûr, toute chose dont on abuse peut être néfaste pour vous, même l'eau. Néanmoins, le café affecte différentes personnes de manière différente. Veuillez indiquer comment le café agit sur vous dans un jour normal.

A. Le café me réussit bien (tant que je n'en bois pas trop).

B. Le café ne me fait rien.

C. Le café ne me réussit pas. Cela me rend nerveux, instable, hyper, nauséeux, tremblant ou affamé.

8. L'appétit au petit déjeuner

L'appétit varie dramatiquement de personne à personne. Il peut être vorace, normal, ou petit. Bien sûr, votre appétit peut aussi varier de jour en jour jusqu'à un certain point. Mais ce qui est demandé ici, c'est votre tendance générale. Un appétit « normal » est d'avoir faim au moment des repas (matin, midi et soir), mais pas de façon extrême.

Mon appétit au petit déjeuner est typiquement

A. Faible, petit, absent.

B. Normal. Je ne remarque pas qu'il soit grand ou petit.

C. Très grand de façon remarquable.

Calculez les résultats de cette page :

A = _____   B = _____   C = _____

9. L'appétit au déjeuner

Pour beaucoup de personnes, l'appétit peut changer du petit déjeuner au déjeuner et au dîner. Pour d'autres, il reste à peu près le même. Veuillez entourer la réponse qui décrit le mieux votre tendance typique – la façon dont vous vous sentez la plupart du temps.

Mon appétit au déjeuner est typiquement

A. Faible, petit, absent.

B. Normal. Je ne remarque pas qu'il soit grand ou petit.

C. Très grand de façon remarquable.

10. L'appétit au dîner

Pour beaucoup de personne, l'appétit au dîner est le plus fort. Pour d'autres, c'est justement le contraire. Comment est votre appétit au dîner comparé aux autres moments du jour ? Choisissez la réponse qui décrit le mieux votre appétit au moment du dîner.

Mon appétit au dîner est typiquement

A. Faible, petit, absent.

B. Normal. Je ne remarque pas qu'il soit grand ou petit.

C. Très grand de façon remarquable.

Calculez les résultats de cette page :

A = _____   B = _____   C = _____

---

11. La concentration

La concentration ou une activité intellectuelle intense utilise beaucoup d'énergie et donc demande un apport suffisant en fioul. Mais, cela requiert aussi la bonne sorte de fioul – pour permettre aux individus de rester focalisé et de maintenir une clarté d'esprit. La mauvaise sorte de fioul peut rendre votre esprit agité, causant un flot de pensées incontrôlables. Ou vous pourriez vous sentir vague ou fatigué, ou avoir des pensées qui s'évanouiraient aussitôt qu'apparues. Quelle sorte d'aliments diminue votre pouvoir de concentration ?

A. La viande et / ou la nourriture riche en matières grasses.

B. Aucune sorte de nourriture en particulier ne semble interrompre ma concentration.

C. Les fruits et les légumes et les glucides de céréales.

12. La toux

Habituellement, nous pensons à la toux comme quelque chose qui est généralement associée avec des symptômes de maladie. Mais certaines personnes toussent naturellement, facilement et souvent, et le font chaque jour, même lorsqu'elles ne sont pas malades. Cette toux sera typiquement sèche et habituellement courte. Elle empire souvent la nuit ou juste après avoir manger. Si vous êtes l'une de ces personnes, encerclez le C ci-dessous.

C. J'ai tendance à tousser chaque jour.

Il n'y a pas d'options A et B.

Calculez les résultats de cette page :

A = _____   B =_____   C =_____

13. La peau craquelée

Certaines personnes ont un problème avec leur peau, qui paraît se craqueler sans aucune raison apparente. Cela se produit en particulier au bout des doigts ou sur les pieds, spécialement sur les talons. Le problème peut se produire à toutes les saisons, mais a tendance à se produire plus souvent pendant l'hiver.

C. Ma peau a tendance à se craqueler.

Il n'y a pas d'options A et B.

14. Les envies

Certaines personnes ne ressentent pas des envies de nourriture, donc ne répondez que si vous en avez. C'est intentionnellement que le sucre n'est pas inscrit comme choix parce que la plupart des personnes, quant elles n'ont pas beaucoup d'énergie, vont penser à quelque chose de sucré. Veuillez indiquer toute autre d'envie que vous puissiez avoir en plus du sucre.

A. Des légumes, des aliments céréaliers (le pain, les céréales, les crackers).

C. Des aliments salés et riches (les cacahuètes, les chips, les viandes, etc.).

Il n'y a pas d'option B.

Calculez les résultats de cette page :

A = _____   B = _____   C = _____

15. Les pellicules

Les pellicules sont la desquamation ou le décollement de la peau du crâne, sous formes d'écailles sèches et blanches. Si vous avez tendance à avoir des pellicules, veuillez encercler la réponse.

C. J'ai tendance à avoir des pellicules.

Il n'y a pas d'options A et B.

16. La dépression

Tout comme d'autres problèmes émotionnels, la dépression peut se produire à cause de beaucoup de choses. Cependant, la dépression empire ou s'allège souvent avec ce que vous mangez. Si vous souffrez de dépression et vous avez remarqué une connexion avec la nourriture, sélectionnez le choix approprié.

A. Je semble me sentir plus déprimé après avoir mangé des repas et des aliments riches en matières grasses (et moins déprimé après avoir mangé des fruits et des légumes).

C. Je semble me sentir plus déprimé après avoir mangé des fruits et des légumes (et moins déprimé après avoir mangé des repas ou des aliments riches en matières grasses).

Il n'y a pas d'option B.

Calculez les résultats de cette page :

A = _____   B =_____   C =_____

---

17. Les desserts

Les aliments procurent des combinaisons variées des six goûts : sucré, aigre, salé, amer, acide et piquant.

Nous aimons expérimenter chacun d'eux de temps en temps et ils ont tous un rôle bénéfique à jouer dans notre santé. Par exemple, tout le monde aime les aliments sucrés, mais pas au même niveau ni en même quantité. Quel est votre sentiment habituel ou votre attitude par rapport aux desserts après les repas ?

A. J'aime vraiment les aliments sucrés et : ou j'ai souvent besoin de quelque chose de sucré à un repas pour me sentir satisfait.

B. J'aime bien un dessert de temps en temps, mais cela m'importe peu.

C. Je n'attache pas d'importance à un dessert sucré ; je peux avoir quelque chose de salé ou riche en matières grasses à la place (comme du fromage, des chips, du popcorn) pour un truc après le repas.

Calculez les résultats de cette page :

A = _____   B = _____   C = _____

18. Les desserts préférés

Quelles sont vos sortes de desserts préférés ? Lequel choisiriez-vous la plupart du temps ? Même si à l'habitude vous ne le faites pas, si vous étiez obligé d'en prendre un, lequel choisiriez-vous ?

REMARQUE : La glace n'est pas incluse intentionnellement dans la liste de choix car presque tout le monde aime la glace, quel que soit leur type de métabolisme.

A. Des gâteaux, des petits gâteaux, des tartes aux fruits, des bonbons.

B. Vraiment pas de préférence. Je choisirais une sorte différente chaque jour.

C. Des desserts consistants, riches comme les tartes au fromage, des pâtisseries à la crème.

19. Le dîner idéal

Une nourriture appropriée au dîner peut procurer une grande énergie et un bien-être pour toute la soirée. Alors qu'un mauvais dîner pour votre type peu vous donner une sensation de fatigue et de léthargie. Quel genre de repas vous convient le mieux pour le dîner ?

A. Quelque chose de léger comme du blanc de poulet, du riz, de la salade, et peut-être un petit dessert.

B. Toutes les sortes me conviennent

C. Je me sens vraiment mieux avec un repas riche.

Calculez les résultats de cette page :

A = _____   B = _____   C = _____

20. La couleur des oreilles

Cette question concerne la circulation sanguine des oreilles. Chez certains types caucasiens, les oreilles sont rouge vif alors que chez d'autres elles sont très pâles. Les oreilles pâles ou foncées peuvent aussi être remarquées chez des personnes de couleur. Veuillez sélectionner la réponse qui décrit le mieux la couleur de vos oreilles.

A. Mes oreilles ont tendance à être pâles, plus claires que mon visage.

B. Mes oreilles ont tendance à être de la même teinte que mon visage.

C. Mes oreilles ont tendance à être roses, rouges ou plus foncées que mon visage.

21. Manger avant le coucher

Manger avant le coucher aide certaines personnes à mieux dormir, alors que cela dérange le sommeil de certaines autres. Pour certaines, cela dépend de ce qu'elles mangent. Pour d'autres, manger n'importe quoi serait un problème. Cette question concerne cette dernière option.

Manger n'importe quoi juste avant d'aller au lit :

A. M'empêche de dormir ou dérange mon sommeil.

B. Ne semble pas faire de différence. Je peux le faire ou non.

C. M'aide habituellement à mieux dormir.

Calculez les résultats de cette page :

A = _____   B = _____   C = _____

---

22. Manger un aliment riche avant le coucher

Veuillez indiquer quelle réaction vous auriez habituellement avant de manger un aliment riche avant d'aller dormir. « Aliment riche » signifie des aliments protéinés ou des aliments riches comme de la viande, du gibier, et du fromage.

A. Cela m'empêche de dormir ou dérange mon sommeil.

B. C'est généralement d'accord tant que ce n'est pas trop.

C. Cela améliore mon sommeil.

23. Manger un aliment léger avant le coucher

Veuillez indiquer quelle réaction vous auriez habituellement avant de manger un aliment léger avant d'aller dormir. « Aliment léger » signifie des glucides comme le pain, les toasts, des céréales, ou des fruits – peut-être accompagnés de petites quantités d'aliments comme le lait, le yaourt ou du beurre de noix.

A. Je ne me sens généralement pas bien en mangeant avant de dormir, mais je me sens mieux avec des aliments légers.

B. Cela m'importe peu.

C. C'est mieux que rien, mais je me sens mieux avec des aliments riches.

Calculez les résultats de cette page :

A = _____   B = _____   C = _____

24. Manger des sucreries avant d'aller dormir

Les gens ont toute une gamme de réactions aux bonbons et aux sucreries. Certains peuvent manger des sucreries avant d'aller dormir et ne remarquent rien ; cela ne les empêche pas de dormir ou dérange leur sommeil d'une façon ou d'une autre. Pour d'autres, les sucreries peuvent créer des insomnies, les empêchent de dormir profondément ou les fait se réveiller, en ayant besoin de manger quelque chose pour pouvoir se rendormir.

(Sautez cette question si vous avez un problème de surcroissance de Candida ou si vous êtes diabétique ou hypoglycémique.)

Comment le sucre affecte-t-il votre sommeil ?

A. Les sucreries n'interfèrent pas du tout avec mon sommeil.

B. Les sucreries parfois dérangent mon sommeil.

C. Je ne sens vraiment pas bien en mangeant des sucreries avant de dormir.

25. La fréquence des repas

Combien de fois manger chaque jour ? La réponse à cette question devrait refléter votre besoin de manger. Pour un maximum d'énergie et une performance optimale, certaines personnes doivent manger plus de trois fois par jour. Pour d'autres, deux fois est largement suffisant. Combien de fois avez-vous besoin de manger pour augmenter votre bien-être et votre productivité ?

A. 2 à 3 repas par jour et habituellement pas d'encas ou un truc léger.

B. 3 fois par jour et habituellement pas d'encas.

C. 3 fois ou plus par jour et des encas, souvent quelque chose de substantiel.

Calculez les résultats de cette page :

A = _____   B = _____   C = _____

---

26. Les habitudes alimentaires

Les différents types de métabolisme ont des rapports différents à la nourriture. Certaines personnes sont très axées sur la nourriture. Elles y pensent beaucoup. Elles imaginent ce qu'ils mangeront longtemps avant le moment du repas. Elles aiment parler de nourriture, particulièrement à propos de leurs préférences ou raconter des histoires de repas grandioses à des restaurants Ce sont les types « vivre pour manger ». Pour d'autres, la nourriture est vraiment la dernière chose à laquelle elles pensent jusqu'au point d'en oublier de manger. Elles ont tendance à voir la nourriture comme l'un des vrais plaisirs de la vie. Devoir manger est déjà assez déplorable, mais parler de nourriture est une perte de temps sans intérêt. Ce sont les types « manger pour vivre ». Quelle est votre attitude envers la nourriture ?

A. Je ne fais pas attention à la nourriture ; il m'arrive d'oublier de manger ; je pense rarement à la nourriture ; je mange plus parce que je le dois, que parce que je le veux.

B. J'aime la nourriture, j'aime manger, je saute rarement un repas, mais je ne suis pas axé sur la nourriture en aucune façon.

C. J'aime la nourriture, j'aime manger, la nourriture occupe une place centrale ou une grande place dans ma vie.

Calculez les résultats de cette page :

A = _____   B =_____   C =_____

27. L'humidité des yeux

Comme la plupart des fonctions corporelles, l'humidité des yeux est une chose que nous ne remarquons pas jusqu'à ce quelle soit déséquilibrée. Tout le monde ressentira à un certain point ses yeux trop secs ou produisant peut-être trop d'humidité et des larmes. Mais, certaines personnes ont une tendance remarquable vers l'une ou l'autre de ces options. Laquelle des options suivantes décrit le mieux vos yeux ?

A. Mes yeux ont tendance à être secs.

B. Je ne remarque ni l'un ni l'autre.

C. Mes yeux ont tendance à être très humidifiés, jusqu'au point de pleurer.

Calculez les résultats de cette page :

A = _____   B = _____   C = _____

28. Sauter des repas

Certains types métaboliques ne remarquent même pas lorsqu'ils n'ont pas mangé. Souvent, ils jettent un coup d'œil à leur montre et se rendent compte que l'heure du repas est passée depuis longtemps. Mais d'autres types métaboliques ne se sentent pas bien s'ils sautent un repas. Leurs corps leur fait impérativement savoir que c'est l'heure du repas. S'ils sautent un repas, ils s'en ressentent de façon dramatique. Que se passe-t-il lorsque vous attendez des heures ou plus sans manger ou sautez complètement un repas ?

A. Cela ne me dérange pas vraiment. Je peux facilement oublier de manger.

B. Je peux ne pas me sentir au mieux, mais cela ne me dérange pas vraiment.

C. Je me sens vraiment mal, je deviens irrité, nerveux, faible, fatigué et avec peu d'énergie, déprimé ou autres symptômes négatifs.

29. La couleur du visage

La combinaison de l'épaisseur de la peau avec le niveau de circulation sanguine peut produire une variation de la teinte du visage. Une augmentation de la circulation peut produire une teinte rose, rouge, des rougeurs, une apparence rougeaude, alors que la diminution de la circulation peur rendre visiblement pâle. Comment voudriez-vous définir votre teint ?

A. Je suis sensiblement pâle.

B. J'ai une couleur moyenne.

C. Je suis visiblement foncé (pas à cause du soleil) ou rose, avec des rougeurs, rougeaud.

Calculez les résultats de cette page :

A = _____   B =_____   C =_____

30. Le teint

Certaines personnes ont tout simplement une radiance sur le visage. La peau peut sembler visiblement claire, translucide et brillante. D'autres peuvent avoir l'air à l'opposé : de texture sensiblement pâteuse, crayeuse, brouillée et ternie. La plupart se trouvent entre les deux. Comment voudriez-vous définir votre teint ?

A. Plutôt terne ou pâteux.

B. Moyen.

C. Brillant, radieux, clair.

31. La nourriture riche

Contrairement à la croyance populaire de l'époque, la nourriture riche n'est pas mauvaise pour tout le monde. En fait, elle bénéficie même à certains types métaboliques. Que pensez-vous de la nourriture riche ? Rappelez-vous que vous n'êtes pas supposé répondre en indiquant comment vous vous sentez idéalement. Pensez seulement à votre goût pour les aliments riches en général.

A. Je n'aime pas vraiment les aliments riches.

B. Je les aime bien, mais modérément.

C. Je les aime et j'en ai envie et je les aimerais souvent si je pensais qu'ils sont bons pour moi.

Calculez les résultats de cette page :

A = _____   B = _____   C = _____

32. L'épaisseur des ongles

Les ongles ont beaucoup de caractéristiques : la taille, la forme, avec ou sans lunule, striés ou d'une surface lisse etc. Ils peuvent même développer des rigoles ou friser. Mai cette question concerne uniquement l'épaisseur. Comment voudriez-vous définir l'épaisseur de vos ongles ?

A. Mes ongles sont épais, forts et durs.

B. Ils semblent d'épaisseur moyenne.

C. J'ai vraiment tendance à avoir des ongles fins / ou mous.

33. La salade de fruits comme déjeuner

Comment vous sentiriez-vous après avoir manger une (grande) salade de fruits avec un peu de fromage blanc ou du yaourt pour déjeuner ?

A. Cela me remplit. Je n'ai pas faim jusqu'au dîner.

B. Cela me convient bien, mais j'ai besoin d'un encas avant le dîner.

C. Cela a de mauvais résultats. J'ai sommeil, je suis fatigué, déprimé, anxieux, irrité et / ou j'ai faim et j'ai absolument besoin de manger quelque chose avant le dîner.

Calculez les résultats de cette page :

A = _____   B = _____   C = _____

---

34. Prendre du poids

Lorsque vous mangez des aliments qui sont mauvais pour votre type de métabolisme, habituellement la nourriture n'est pas totalement transformée en énergie mais est emmagasinée sous forme de graisse à la place. Laquelle des options suivantes décrit le mieux votre tendance à prendre du poids ?

A. La viande et les aliments riches me font prendre du poids.

B. Aucun aliment en particulier ne me fait prendre du poids. Mais je prendrais du poids si je mange trop et ne fais pas assez d'exercice.

C. J'ai tendance à prendre du poids en mangeant trop de glucides (pain, pâtes, autres produits céréaliers, fruits et / ou légumes).

35. Les réflexes pharyngés (haut-le cœur)

Personne n'aime avoir un haut-le-cœur, mais tout le monde possède un réflexe pharyngé. Toutefois, certains individus ont facilement des haut-le-cœur – chez le dentiste, en se brossant les dents et la langue, même en mangeant. D'autres en ont rarement et il en faut beaucoup pour qu'ils en aient. Comment décririez-vous votre réflexe pharyngé ?

A. J'ai rarement des haut-le-cœur, et c'est difficile de m'en faire avoir.

B. J'ai probablement un réflexe pharyngé normal.

C. J'ai facilement un haut-le-cœur et / ou j'en ai souvent.

Calculez les résultats de cette page :

A = _____   B = _____   C = _____

---

36. La chair de poule

La chair de poule est une réaction produite par le système nerveux. Elle apparaît souvent sur les bras ou les jambes en résultat d'une peur, d'un frisson, ou par un brossage ou toucher de la peau. Certaines personnes ont facilement et très souvent la chair de poule alors que d'autres l'ont très rarement, si elles l'ont. Êtes-vous enclin à la chair de poule ?

A. J'ai souvent la chair de poule.

B. J'ai à l'occasion la chair de poule.

C. J'ai rarement, si je l'ai, la chair de poule.

37. Les stimulants

La nourriture est notre énergie pour la vie. Mais des nourritures différentes ont des énergies différentes – des effets stimulants sur différents types métaboliques. La plupart des gens savent comment se donner un coup de fouet utilisant soit des aliments ou des boissons comme le café ou le sucre. Quels genres d'aliments vous procurent habituellement un coup de fouet – et vous procurent une énergie durable ?

A. Les fruits, les bonbons ou les pâtisseries restaurent mon énergie et ont un effet durable.

B. A peu près tous les aliments restaurent une énergie durable.

C. La viande ou les aliments riches restaurent mon énergie et mon bien-être.

Calculez les résultats de cette page :

A = _____   B = _____   C = _____

38. La réaction aux repas copieux et riches en matières grasses

Aimer la nourriture riche en matières grasses est une chose, mais la façon dont vous y réagissez en est une autre. Voyons ce qu'il en est. Remarquez que cette question concerne la façon dont vous vous sentez après avoir manger du gras, non si vous pensez que le gras est bon pour vous. Veuillez choisir l'option qui décrit le mieux votre réaction à un repas riche en matières grasses.

A. Cela diminue mon sentiment de bien-être et mon énergie, ou me donne sommeil, ou un sentiment d'être plein, ou me cause une indigestion.

B. Cela ne me cause aucune réaction d'un côté ni de l'autre.

C. Cela augmente mon sentiment de bien-être, je me sens bien, énergique, satisfait, l'impression d'avoir fait « un bon repas ».

39. La sensation de faim

Avoir faim peut produire une variété de symptômes, allant de penser occasionnellement à de la nourriture, jusqu'à des sensations de faim, même jusqu'à la nausée. Quelles sortes de signaux vous envoie généralement votre corps ?

A. J'ai rarement faim ou ressens la faim, ou j'ai des sensations de faim faibles qui passent rapidement, ou je peut facilement passer de longues périodes sans manger, ou je peux oublier la nourriture complètement.

B. J'ai une faim normale au moment des repas ou quand je suis en retard pour le repas.

C. J'ai souvent faim ; j'ai besoin de manger régulièrement et souvent, je peux avoir des sensations de faim très fortes.

Calculez les résultats de cette page :

A = _____   B = _____   C = _____

40. Le drain d'énergie

Quelle sorte de nourriture abaisse votre niveau d'énergie d'un degré ou deux au lieu de vous donner le coup de fouet que vous cherchez ?

A. La viande et la nourriture riche en matières grasses me rend habituellement plus fatigué, et abaisse mon énergie encore plus.

B. Aucun aliment en particulier ne semble abaisser mon énergie de façon régulière.

C. Les fruits, les pâtisseries ou les bonbons empirent mon état, me donnant un rapide coup de fouet et puis je retombe.

41. Les morsures ou les piqures d'insectes

Personne n'aime être piqué par une abeille ou mordu par un moustique. Mais les réactions peuvent être extrêmement variées, allant d'une petite ou moyenne réaction qui disparaît (non allergique) et inclut une démangeaison, de la douleur, des bleus ou des boursoufflures qui mettent longtemps à partir. Parfois, la décoloration peut rester visible pendant des semaines. Comment les piqures ou morsures d'insectes vous affectent-elles ?

A. Les réactions sont moyennes ou faibles et disparaissent rapidement.

B. Une réaction ordinaire.

C. De toute évidence une forte réaction, plus forte que la plupart (peut inclure des boursouflures plus grosses que l'ordinaire, de la douleur, des démangeaisons, des plaies, des rougeurs), et peut prendre longtemps avant de partir, en laissant même une décoloration après.

Calculez les résultats de cette page :

A = _____   B = _____   C = _____

42. L'insomnie

Il y a beaucoup de sortes d'insomnie. Mais avec certains types d'insomnie, les gens s'éveillent par routine au milieu de la nuit pour d'autres raisons que d'aller à la salle de bains. Généralement, avec ce type d'insomnie, les gens ont besoin de manger quelque chose pour pouvoir se rendormir. En gardant cela à l'esprit, est-ce que l'un de ces choix vous est applicable ?

A. Je n'ai jamais ou très rarement ce genre d'insomnie.

B. A l'occasion, je me réveille et je dois manger quelque chose pour m rendormir.

C. Je me réveille souvent et je dois manger quelque chose pour me rendormir. Manger quelque chose avant d'aller dormir m'aide ou cela raccourci le temps que je suis réveillé.

43. Les démangeaisons des yeux

De temps en temps, tout le monde ressent une démangeaison des yeux. Cela peut se produire quand vous êtes enrhumé, avez le rhume des foins, une prolifération de Candida, ou des allergies. Mais pour beaucoup de personnes, les démangeaisons des yeux peuvent être une occurrence ordinaire même quand les conditions ci-dessus sont absentes.

C'est là le sujet de cette question.

C. J'ai tendance à avoir les yeux qui démangent même quand je ne suis pas enrhumé, n'ai pas d'allergies ou un problème de Candida.

Il n'ay a pas d'options A et B

Calculez les résultats de cette page :

A = _____   B =_____   C =_____

44. Démangeaisons de la peau

Cette question concerne les démangeaisons de la peau qui ne sont pas le fait de morsures ou de piqures. Tout le monde ressent des démangeaisons de la peau de temps en temps. Mais certaines personnes trouvent que leur peau les démange de façon régulière, principalement le crâne, les bras ou les mollets. Parce qu'elles y sont habituées, elles peuvent ne pas être conscientes de leur grattement fréquent.

C. Ma peau a tendance à me démanger souvent.

Il n'y a pas d'options A et B

45. Les portions de repas

La plupart d'entre nous mange au moins trois repas par jour. Mais la quantité de chaque repas peut varier de façon dramatique. Certaines personnes mangent beaucoup et peuvent se resservir deux ou trois fois. D'autres mangent peu mais se sentent rassasiés. Si vous n'êtes pas sûr, pensez ainsi : lorsque vous mangez au restaurant, vous mangez plus que les autres ou moins ou pareil ?

A. Je ne mange pas tant que ça. Certainement moins que la moyenne. Je n'ai pas besoin de beaucoup pour me sentir rassasié.

B. Je ne semble pas manger plus ou moins que les autres personnes.

C. Je mange ordinairement de grandes portions de nourriture, habituellement plus que les autres personnes.

Calculez les résultats de cette page :

A = _____   B = _____   C = _____

---

46. L'humidité du nez

Normalement, nous ne sommes pas conscients de l'humidité contenue à l'intérieur de nos narines. C'est seulement lorsque le nez devient trop sec (saignement de nez et une peau craquelée) ou trop humide (coulant) que nous y penserons. Veuillez sélectionner l'option qui décrit le mieux votre manière d'être lorsque vous n'êtes pas malade ou ne souffrez pas d'une réaction allergique.

A. Mon nez semble souvent trop sec.

B. Je ne remarque pas mon nez étant trop sec ou trop humide.

C. Mon nez a souvent tendance à couler.

47. Le jus de fruit entre les repas

Si vous avez faim, disons entre les repas, comment êtes-vous affecté par un verre de jus d'orange (ou d'autre fruit) ? Est-ce globalement un bon ou mauvais effet ? Est-ce que de boire un jus de fruit calme votre appétit et vous vous sentez bien jusqu'au repas suivant ? Ou est-ce que cela provoque une réaction contraire ?

A. Cela me donne de l'énergie, me rassasie et suffit à me nourrir jusqu'au repas suivant.

B. C'est bien, mais ce n'est pas le meilleur encas pour moi.

C. Globalement cela donne un mauvais résultat. Cela me donne la tête qui tourne, j'ai faim peu après, je suis nerveux, nauséeux, anxieux, déprimé etc.

Calculez les résultats de cette page :

A = _____   B = _____   C = _____

48. La personnalité

Les gens ont des traits de personnalité différents de manière distincte et beaucoup de ces traits sont liés, ou influencés par la constitution biochimique de la personne. Lequel des choix suivants décrit le mieux votre tendance naturelle dans les réunions sociales ? Pensez aussi à votre préférence en regard de vos interactions quotidiennes avec d'autres personnes.

A. J'ai tendance à être à l'écart, retiré, seul, ou introverti.

B. Je suis très moyen ni introverti ni extraverti.

C. J'ai tendance à être plus social, un individu qui « aime les autres », ou extraverti.

49. Les pommes de terre

Les pommes de terre sont un aliment formidable et elles ont beaucoup d'excellentes qualités nutritionnelles. Mais elles ne sont pas les meilleurs aliments pour tous les types de métabolisme. Que vous pensiez que les pommes de terre sont bonnes ou mauvaises pour vous, que pensez-vous des pommes de terre ?

A. Je ne m'en préoccupe pas vraiment ou je ne les aime pas du tout.

B. Elles m'indiffèrent absolument.

C. Je les aime vraiment, je pourrais en manger presque tous les jours.

Calculez les résultats de cette page :

A = _____   B = _____   C = _____

50. La viande rouge

Contrairement à la sagesse conventionnelle, la viande rouge est une nourriture saine pour certains types métaboliques. Lorsque vous mangez de la viande rouge – comme le steak ou le roastbeef – comment vous sentez-vous normalement après ? Ici nous cherchons votre réaction à la viande rouge, pas si vous pensez que c'est bon ou mauvais pour vous.

A. Cela diminue mon énergie et mon sentiment de bien-être. Cela peut me rendre déprimé ou irritable.

B. Je ne remarque rien d'une façon ou d'une autre.

C. Je me sens absolument bien ou mieux quand je mange de la viande rouge.

51. La taille des pupilles

Vos pupilles sont la partie noire, la portion centrale de vos yeux. L'iris est la portion colorée autour de la pupille. Cette question concerne la taille de la pupille relative à celle de l'iris. Ordinairement la taille de l'iris et de la pupille de l'homme sont à peu près pareilles. Plus grande, cela signifie que la grandeur de la pupille est nettement plus grande que celle de l'iris. Avant de répondre, regardez en premier dans un miroir, mais faites-le dans une pièce raisonnablement éclairée pas trop sombre ni trop claire.

La taille de mes pupilles a tendance à être :

A. Plus grande que celle de mon iris.

B. Ordinaire. La même que celle de mon iris.

C. Plus petite que celle de mon iris.

Calculez les résultats de cette page :

A = _____   B = _____   C = _____

52. Une salade comme déjeuner

Si vous mangez de mauvais aliments pour déjeuner, vous devrez probablement manger dans l'après-midi. Au lieu d'être productif, vous ne pourrez à peine garder les yeux ouverts, ou vous aurez besoin de café ou de bonbon pour rester concentré. Si vous mangez une grande salade végétarienne pour déjeuner quel effet sera aurait-il sur votre productivité de l'après-midi ?

A. Je me sens plutôt bien avec cette sorte de déjeuner.

B. Je peux le manger, mais ce n'est pas le meilleur déjeuner pour moi.

C. J'obtiens de mauvais résultats. Cela me donne sommeil, je me sens fatigué et léthargique ou nerveux et irritable.

53. La quantité de salive

Beaucoup de personnes ont eu l'expérience de sentir leur bouche devenir sèche lorsque nerveuses ou apeurées, comme lorsqu'elles sont sur le point de parler en public. Au contraire, la plupart d'entre nous « salivent » en sentant l'odeur de bonne nourriture. Toutefois, pour certaines personnes ces conditions sont leur tendance naturelle sans aucune raison. Veuillez sélectionner l'option qui caractérise le mieux votre salive.

A. Ma bouche a tendance à être sèche beaucoup de temps.

B. Je ne remarque pas avoir trop peu ou pas assez de salive.

C. J'ai tendance à avoir beaucoup de salive ou j'ai tendance à saliver.

Calculez les résultats de cette page :

A = _____   B =_____   C =_____

---

54. Les aliments salés

Salé, comme sucré est l'un des six goûts. Et comme pour le sucré, les gens ont des réactions variées au salé. Certaines personnes aiment leur nourriture très salée et semblent avoir envie de sel. D'autres n'y sont pas intéressés et trouvent en fait que beaucoup de préparations sont trop salées. Que vous trouviez ou non que le sel est bon pour vous, que ressentez-vous à propos du sel ?

A. Les aliments sont souvent trop salés, ou j'aime ma nourriture salée seulement légèrement.

B. Je ne remarque pas le sel d'une façon ou d'une autre. Rarement cela me semble trop ou trop peu. J'en utilise de façon ordinaire sur mes aliments.

C. J'aime vraiment le sel ou j'en ai envie. J'aime beaucoup de sel sur les aliments au point que d'autres pensent que ma nourriture est trop salée.

55. Le grignotage

Pour cette question pensons que vous mangez trois repas par jour. Si c'est le cas, avez-vous besoin de grignoter ou de manger quelque chose entre les repas ? Ou bien ces trois repas est tout ce dont vous avez besoin pour une performance optimale ?

A. J'ai rarement besoin ou veux grignoter.

B. A l'occasion, je veux ou j'ai besoin de grignoter entre les repas.

C. J'ai souvent besoins ou je veux grignoter entre les repas.

Calculez les résultats de cette page :

A = _____   B = _____   C = _____

56. La collation préférée

Une bonne collation devrait vous procurer une énergie durable et améliorer votre sensation de bien-être, en plus de vous rassasier. Cela ne devrait pas non plus produire d'effets négatifs comme l'envie de bonbons. En gardant cela à l'esprit, quel choix suivant décrit le mieux votre préférence pour une collation ?

A. Habituellement je n'ai pas besoin de collation, mais lorsque j'en prends une, je préfère et je me sens mieux avec quelque chose de sucré.

B. J'ai quelque fois besoin d'une collation et tout me convient.

C. J'ai assurément besoin et je veux une collation pour me sentir bien. Les friandises sucrées ne conviennent pas, mais je suis au mieux de ma forme avec des protéines et des glucides (la viande, le poulet, le fromage, des œufs durs, des noix).

57. L'éternuement

Nous relions souvent l'éternuement avec les rhumes ou les allergies. Mais certaines personnes éternuent quotidiennement systématiquement même si elles ne sont pas malades ou souffrent d'allergies. Par exemple, quelques personnes éternuent toujours après manger. Cette question concerne les attaques d'éternuement de juste un ou deux éternuements – pas des attaques continuelles et prolongées. En gardant cela à l'esprit, sélectionnez l'option qui vous décrit le mieux.

A. Je n'éternue presque jamais à moins que je sois malade ou souffre d'allergies.

B. J'éternue de temps en temps sans être malade ou souffrir d'allergie, mais pas de façon régulière.

C. J'ai tendance à éternuer souvent régulièrement et / ou j'éternue habituellement un peu après manger.

Calculez les résultats de cette page :

A = _____   B = _____   C = _____

---

58. La sociabilité

Beaucoup de personnes pensent que les tendances sociales sont apprises. Mais on a seulement besoin de regarder une fratrie pour voir que les gens ont des tendances innées par rapport à la sociabilité, même si ces tendances sont influencées à un certain degré par les expériences de la vie. Comment décririez-vous votre tendance naturelle, innée en regard de la sociabilité, à part la manière dont vos amis ou votre famille peuvent vous avoir influencé sous ce rapport ?

A. J'ai tendance à être « asocial », en ce sens que j'aime être seul, que je me sens mal à des réunions ou des fêtes et que je préfère habituellement partir rapidement.

B. Je suis dans la moyenne – pas vraiment asocial, mais pas non plus obligé d'être avec des autres.

C. J'ai tendance à être très social, j'aime les gens et la compagnie et être avec les autres. Je préfère ne pas être seul.

59. Les aliments acides

L'acidité, comme le sucré ou le salé, est l'un des six goûts. Certaines personnes aiment vraiment, adorent ou même ont envie d'aliments acides comme les cornichons, la choucroute, le vinaigre, le jus de citron ou le yaourt. D'autres ont une aversion pour les aliments acides, ou simplement ne les aiment pas beaucoup. Quelle option suivante décrit le mieux votre réaction aux aliments acides ?

A. Habituellement, les aliments acides m'importent peu.

B. Je ne ressens pas particulièrement quelque chose d'un côté comme de l'autre. Je ne les aime pas plus ou moins que d'autres aliments.

C. J'aime assurément (certains) aliments acides ou j'en ai envie.

Calculez les résultats de cette page :

A = _____   B = _____   C = _____

60. L'endurance physique et mentale

La résistance réfère à l'endurance physique ou la capacité de travailler de longues heures sans épuisement. Cette capacité est grandement dépendante de notre alimentation. Certains aliments optimisent notre endurance physique et mentale, alors que d'autres la réduisent considérablement. Quelle sorte de nourriture soutient le mieux votre endurance.

Mon endurance est meilleure quand je mange :

A. Des aliments légers comme le poulet, le poisson, des fruits, des légumes, des céréales.

B. A peu près n'importe quelle sorte d'aliments complets.

C. Des aliments riches, des aliments riches en matières grasses.

61. Consommer des sucreries

C'est difficile de trouver quelqu'un qui n'aime pas les sucreries de temps en temps. Mais cette question n'est pas si vous aimez ou n'aimez pas les sucreries. Plutôt la manière dont vous réagissez quand vous mangez des sucreries sans rien d'autres (comme des gâteaux, des petits gâteaux, du sucre etc.)

A. Les sucreries ne me font rien, même si je les mange seules. Habituellement les sucreries me rassasient et ne causent pas de mauvaises réactions.

B. Quelques fois des sucreries mangées seules me causent quelque problème et souvent elles me rassasient.

C. Je ne mange habituellement pas de sucreries seules. Elles produisent d'une certaine manière une mauvaise réaction et / ou créent l'envie de plus de sucreries.

Calculez les résultats de cette page :

A = _____   B = _____   C = _____

---

62. De la viande au petit déjeuner

Dans cette question, la viande réfère aux protéines de la viande comme le jambon, les saucisses, le bacon, le beefsteak, le hamburger et le saumon. Comment vous sentez-vous après avoir consommé de la viande au petit déjeuner à l'inverse de ne pas le faire ? Cette question n'inclut pas les œufs, le lait ou le fromage en substitution des autres protéines mentionnées plus haut.

A. Je ne me sens pas aussi bien que si je ne le fais pas. Cela a tendance à me faire sentir plus fatigué, léthargique, en colère, ayant soif, me donne sommeil, ou me fait perdre mon énergie en milieu de matinée.

B. Je peux le faire ou non. Ça dépend.

C. Je me sens bien mieux avec : plus d'énergie, j'ai une bonne endurance, je peux continuer sans avoir faim jusqu'à l'heure du coucher.

63. De la viande rouge au déjeuner

Dans cette question, la viande rouge réfère aux protéines de la viande comme le bœuf ou l'agneau. Comment vous sentez-vous après avoir consommé de la viande rouge au déjeuner au contraire de ne pas en avoir pris ? Cette question n'inclut pas les œufs, le lait, ou le fromage en tant que substitut pour d'autres protéines animales comme listé plus haut.

A. Je ne me sens pas aussi bien que je le fais sans en avoir pris. Je tends à me sentir plus fatigué, ensommeillé, léthargique, en colère, irritable, assoiffé ou je tends à perdre mon énergie en milieu d'après-midi.

B. Je peux en prendre ou non.

C. Je me sens beaucoup mieux avec : plus énergique, j'ai une meilleure résistance, et je peux attendre le dîner sans avoir faim.

Calculez les résultats de cette page :

A = _____   B =_____   C =_____

64. De la viande rouge au dînerr

Dans cette question, la viande rouge réfère aux protéines de la viande comme le bœuf ou l'agneau. Comment vous sentez-vous après avoir consommé de la viande rouge au dîner au contraire de ne pas en avoir pris ? Cette question n'inclut pas les œufs, le lait, ou le fromage en tant que substitut pour d'autres protéines animales comme listé plus haut.

A. Je ne me sens pas aussi bien que je le fais sans en avoir pris. Je tends à me sentir plus fatigué, ensommeillé, léthargique, en colère, irritable, assoiffé ou je tends à perdre mon énergie.

B. Je peux en prendre ou non.

C. Je me sens beaucoup mieux avec : plus énergique, j'ai une meilleure résistance, et je n'ai pas faim avant d'aller au lit.

65. Le dîner préféré

Faites comme si vous alliez faire un long vol sans nourriture à bord. Vous avez faim, alors vous décidez de manger avant d'embarquer. Au restaurant vous voyez qu'il n'y a que trois choix sur le menu – L'assiette 1, 2 et 3. Comme vous avez à faire un long vol, il est essentiel pour vous de manger les aliments qui vous tiendront plein d'énergie et éveillé. Quelle assiette choisiriez-vous pour vous donner la meilleure endurance, énergie et vigilance ?

A. Assiette 1 – blanc de poulet sans la peau, du riz, de la salade et une tarte aux pommes.

B. Assiette 2 – Une combinaison comprenant un peu de des assiettes 1 et 3.

C. Assiette 3 – UN bœuf bourguignon avec des carottes, des oignons et des pommes de terre, servi avec des petits pains et de la sauce. Une tarte au fromage.

Calculez les résultats de cette page :

A = _____   B = _____   C = _____

N█████ ██████ ██████ ██ ████████████ ██████ █████

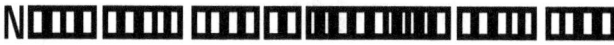

Félicitations pour avoir terminer le test ! Vous êtes sur le point d'identifier votre propre type métabolique ! Il s'agit d'une étape critique sur le chemin de découvrir une vie plus saine et heureuse !

Tout ce dont vous avez besoin est de compter votre notation. C'est très simple. Suivez simplement ces trois étapes :

1. Sur chaque page du test, additionnez le nombre d'articles que vous avez entouré A, B, et C et écrivez chaque subtotal au bas de la page dans le cadre des résultats.

2. Puis additionnez le subtotal de chaque page et inscrivez-le dans le cadre ci-dessous

> Nombre total de réponses A = _____
>
> Nombre total de réponses B = _____
>
> Nombre total de réponses C = _____

3. Puis, référez-vous au cadre des résultats ci-dessus et sélectionnez votre type métabolique en utilisant les critères suivants :

    *   Si votre nombre de réponses A est de 5 ou plus que vos réponses B et C, vous êtes un type Glucides (exemple : A=25, B=20, C=15).

    *   Si votre nombre de réponses C est de 5 ou plus que vos réponses A et B, vous êtes un type Protéines (exemple : A=15, B=20, C=25)

    *   Si votre nombre de réponses B est de 5 ou plus que vos réponses A et C, vous êtes un type Mixte (exemple : A=20, B=25, C=15)

    *   Si ni A, ni B, ni C ne sont 5 ou plus que les deux autres, alors vous êtes un type Mixte (exemple : A=18, B=22, C=20).

Comprendre votre Type Métabolique

A son niveau le plus fondamental, le Typage métabolique vous place dans le Type Protéines, le Type Glucides ou le Type Mixte. Ces catégories en disent long de la façon dont votre corps fonctionne sur le plan intérieur et comment vous traitez les différentes sortes d'aliments et absorbez les nutriments. C'est l'évidence que la forme et l'aspect de base de notre estomac diffèrent grandement de l'un à l'autre.

En plus des sortes d'aliments qui sont bons pour le type métabolique d'une personne, c'est aussi les proportions dans lesquelles sont ces aliments qui importent. Comme leur nom l'indique, les types Protéines font bien de consommer une proportion élevée de protéines et de matières grasses et peu de glucides. Alors que les types Glucides consomment plus de glucides et limitent les protéines et les matières grasses. La façon la plus facile pour estimer les proportions d'aliments dont vous avez besoin est de visualiser une assiette, puis de la remplir avec le pourcentage correct de chaque type d'aliments comme montré dans le pourcentage des proportions de repas et vous serez sur la bonne voie.

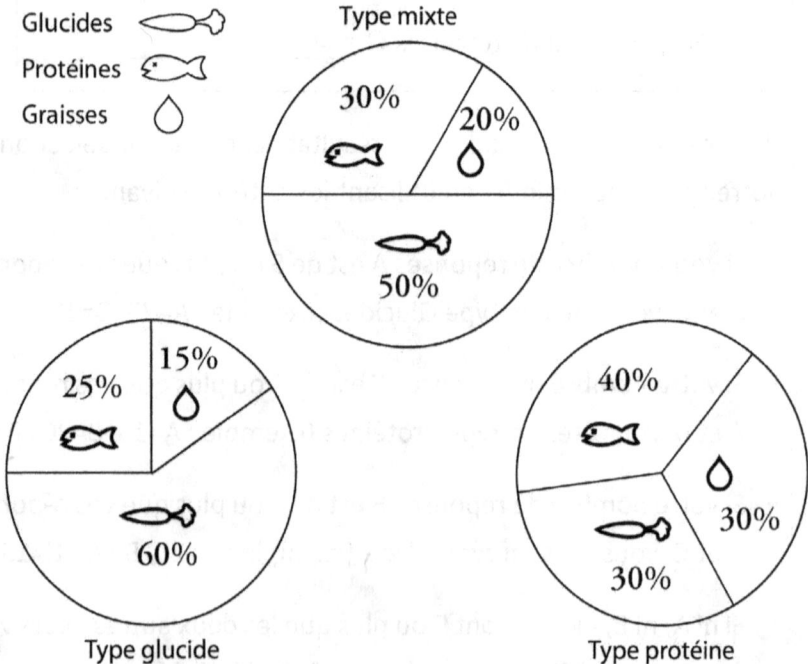

Type glucide

Type protéine

Chapitre 2

De quoi votre colonne a-t-elle besoin ?

La scoliose est une courbure anormale de la colonne vertébrale. Seuls les marqueurs génétiques sont concernés... mais un régime peut aider à activer ou désactiver les gènes qui y conduisent ultimement quand une maladie se développe et apparaît. Votre colonne vertébrale a besoin de nutriments spécifiques qui sont la fondation de la plupart des éléments importants dans la médecine préventive.

Ainsi, quelques-uns des nutriments pour une colonne saine comprennent du manganèse, du zinc, du cuivre, du calcium, de la pyridoxine, du fer, des multivitaminés, de l'oméga-3, de la proline et de la glycine bien que la liste soit sans fin. Quels aliments sont riches en ces nutriments? Beaucoup d'entre eux, comme vous allez le voir.

Quand vous mangez Paléo, le poisson, le poulet et les œufs, la viande animale aussi bien que la nourriture colorée poussant à l'état sauvage ou plantée biologiquement, tous procurent les nutriments dont votre colonne a besoin. Cela vous imbibera avec la sagesse culinaire de nos ancêtres. Lorsque vous mangez des choses presque dans leur état naturel, par exemple une orange opposée à sous forme de jus, vous obtenez tous les nutriments connus aussi bien que les inconnus contenus dans la nourriture. Le régime vous emmènera aussi à des kilomètres du mystère et de la misère des aliments préparés.

Pour cela, il faut travailler. Comme nous venons de le lire, il y a trois types de métabolisme : Le type Mixte, le type Protéines et le type Glucides. Si vous êtes un individu du type Protéines, mais vous permettez la nourriture ou sa proportion qui est appropriée pour le type Glucides, vous pourrez vous sentir pire ou produire l'effet contraire à celui que vous désirez. Au contraire, si vous mangez bien en accordance avec votre type métabolique, vous pouvez améliorer l'état de toute maladie chronique, comme la scoliose, les maladies cardiaques, l'ostéoporose etc. et même mieux, vous pouvez les inverser !

Le type métabolique peut varier de temps en temps à cause de facteurs physiologiques et externes, ainsi vous devriez faire le test de façon récurrente.

Chapitre 3

Mon conseil de typage Paléo

Le régime Paléo contient des « aliments autorisés » et des « aliments interdits » inscrits au menu. Je vous recommande quelques aliments super, en tant que souffrant de la scoliose. Ces aliments compensent le désavantage des « aliments interdits », réalimentent et diversifient votre régime, tout autant qu'ils capturent l'esprit facile de ce livre de recettes. L'aspect le plus important est qu'ils sont une véritable bénédiction pour votre guérison. De la vraie nourriture pour le vrai vous !

ALIMENTS INTERDITS :

1. Laitages

Au temps de la préhistoire, traire les animaux sauvages était bien la dernière chose à laquelle auraient pensé nos ancêtres. Alors la question est : manger ou ne pas manger des laitages ? L'intolérance au lactose et à la caséine de certaines personnes place les laitages dans une zone grise du régime Paléo. Le pire est que l'élevage moderne des animaux et les méthodes de traitement du lait effrayent le consommateur.

Mon conseil de Typage Paléo :

Vous pouvez boire du lait frais d'animaux élevés en pâturages et nourris d'herbe avec une bien plus grande qualité. Le choix de lait entier, demi-écrémé ou écrémé est fondé sur votre type métabolique.

Surtout, je vous recommande de boire des laitages fermentés comme le kéfir, les yaourts et même le fromage parce que le processus de fermentation consomme la plupart du lactose dans le lait et conséquemment une réduction de l'insuline produite. Il y a une substance dans le kéfir, appelée tryptophane, qui est essentielle à la croissance et au développement normal du système neuromusculaire. Ainsi vous bénéficierez grandement en incorporant du kéfir dans vos habitudes alimentaires régulières.

2. Les aliments préparés

Vous vous inquiétez de vos progrès dans le traitement de votre scoliose ? Si oui, alors les aliments préparés ne sont pas vos copains.

Mes recommandations :

Les aliments préparés devraient être interdits dans votre régime quel que soit votre type métabolique et combien vous les aimez. Ils contiennent beaucoup de calories mais peu de nutriments ce qui peut déséquilibrer votre système digestif. Étant donné que la santé de vos tripes est liée au développement de votre squelette, vous voulez absolument ôter de votre liste les aliments préparés car ils ont tendance à être bourrés de sel, de sucres et de préservateurs.

3. Les céréales

Nous consommons régulièrement des céréales, mais vous ne saviez probablement pas que cela ne commença que 10000 ans auparavant, avec le début de la révolution agriculturale. Mais nous avons évolué 2 millions d'années et nos gènes ont peu changé depuis. C'est pourquoi les céréales ne font pas partie du régime Paléo.

Les céréales contiennent de l'acide pythique (ou des phytates sous sa forme en sel) et des lectines qui peuvent bloquer l'absorption de calcium, de fer et de magnésium, endommager la santé digestive, augmenter les inflammations chroniques, causer des maladies auto-immunes et une résistance à l'insuline. Pourquoi manger quelque chose qui ne doit pas l'être ? Les protéines des céréales, le gluten, contiennent une forte dose de l'acide aminé proline. Sa structure le rend difficile à être décomposé par une digestion normale et c'est le coupable derrière les maladies du céliaque.

Mes recommandations :

Quelle que soit votre état de santé ou votre type métabolique, vous être fortement conseillé d'éliminer ou de réduire votre prise de céréales, particulièrement les céréales préparées ou raffinées, comme le riz blanc, le pain blanc, les petits gâteaux, les cakes, les céréales du petit-déjeuner etc.

Éliminer les céréales est spécialement nécessaire pour ceux du types Protéines puisque ils ont tendance à être génétiquement enclins aux aliments d'avant la période de l'agriculture. Les types Mixte et Glucides peuvent consommer une quantité limitée de céréales complètes car ils y sont génétiquement mieux adaptés.

Dans tous les cas, toutes les céréales que vous consommez devraient être des céréales complètes, parce que les céréales complètes n'ont pas perdu dans le processus de raffinement leur germe et leur son qui sont la principale source de minéraux, d'antioxydants et de fibres. Les graisses Omega-3 sont des composants anti inflammatoires que l'on trouve aussi dans les céréales complètes.

En plus, les céréales complètes devraient être trempées avant d'être cuites. Cela parce que les céréales contiennent de l'acide pythique qui se lie aux minéraux essentiels et conséquemment ne peut être absorbé par les intestins.

En trempant vos céréales, vous décomposerez l'acide pythique ce qui résultera en une absorption appropriée, une digestion et la bonne santé de tous vos intestins.

4. Les légumes

Nos ancêtres cueilleurs chasseurs ne mangeaient que des animaux et des plantes avant l'introduction de l'agriculture. Les légumes, comme les céréales, ne faisaient pas partie de leur chaine d'alimentation. Les genres de légumes à éviter dans un régime Paléo comprennent les lentilles, tous les haricots, les cacahuètes, du soja et les pois chiches. Les légumes contiennent des substances appelées les inhibiteurs de protéases et des anti nutriments qui peuvent vous empêcher d'absorber assez de nutrition de vos aliments.

Mes recommandations :

Je recommande que seuls soient permis les légumes qui ont fermenté. Ceux-ci incluent le super aliment natto, une nourriture traditionnellement japonaise, qui est composée de soja fermenté jusqu'à ce qu'il ait obtenu son odeur de « noix ». Il procure plus de calories, de fibres, de calcium, de potassium, de B2, de fer et double presque la quantité de calcium et de vitamine E.

Le véritable avantage de natto est d'être une grande source de vitamine K, qui est absolument essentielle pour le développement des os et soutenir une bonne santé cardiaque. Il peut aussi aider à maintenir un intestin sain et ainsi devriez-vous en prendre 1 ou 2 paquets par jour.

Un autre aliment de soja fermenté est la pâte miso, une pâte traditionnelle japonaise faite de soja fermenté. Ajoutez juste un œuf et de la viande émincé dans une soupe de miso – aisément préparée, mais toutefois très nourrissante et délicieuse.

Les individus de type Glucides peuvent tolérer plus aisément de légumes et de céréales riches en amidon. En conséquence, ils peuvent en manger avec modération.

Les individus de type Protéines ont besoin de protéines animales et d'aliments riches en graisses dans leur régime, ce qui réduit la consommation de glucides. Conséquemment, les légumes ne sont pas bons pour eux et devraient être éliminés de leur régime.

5. Le sucre

Nos ancêtres obtenaient leur sucre des aliments naturels et sains comme les fruits, les légumes, alors que la plupart du sucre que nous consommons aujourd'hui est un sucre raffiné qui nous procure rien d'autres que des calories vaines. Ainsi, dites « Au revoir » au sucre dans le régime Paléo.

Le fructose peut uniquement être métabolisée par le foie. Les cellules de votre corps utilisent simplement le glucose plutôt que le fructose comme source d'énergie. Les excès de fructose peuvent déranger l'appétit et vous rendre dépendant et peut causer des syndromes du métabolisme comme les diabètes, l'obésité, les maladies cardiaques.

Après le raffinement, le sucre manque des minéraux naturels qui sont toujours dans le sucre de betterave et de cane. En plus, manger beaucoup de sucre draine et suce les vitamines utiles et les minéraux des os, comme le sodium, le potassium, le magnésium et le calcium. Les protéines des fibres de collagènes à haute résistance sont également extraites des os en consommant trop de glucides comme les céréales et le sucre. C'est au détriment de votre colonne et à l'amélioration de l'état de votre scoliose.

Mes recommandations :

Vous êtes fortement conseillé de restreindre ou d'éliminer votre consommation de sucre et particulièrement du sucre raffiné, quel que soit votre type métabolique.

Le stévia est une herbe naturelle d'origine sud-américaine, et un bon substitut comme édulcorant le plus sûr à utiliser sans faire monter le taux d'insuline ou affecter de façon négative le développement de votre colonne.

LES ALIMENTS AUTORISES :

1. Les produits animaux

Beaucoup de débutants Paléo s'inquiètent à propos des graisses saturées des produits animaux qui dans la sagesse conventionnelle sont considérées comme causer les cancers, les maladies cardiaques, l'obésité, le diabète le dysfonctionnement des membranes des cellules et même des désordres du système nerveux comme la sclérose en plaques.

Toutefois, de nombreuses études scientifiques indiquent que ce sont les huiles végétales liquides – qui sont remplies de graisses transformées pendant le processus qui sont le coupable de ces maladies modernes, et non les graisses saturées.

<u>**Mes recommandations :**</u>

En dépit de la conclusion scientifique ci-dessus, les viandes et les œufs que vous mangez devraient provenir d'animaux qui sont nourris en pâturage et non avec des céréales. En outre, les poissons sauvages devraient remplacer les poissons d'élevage, parce que nos ancêtres ne mangeaient que des animaux sauvages dont les graisses corporelles changeaient naturellement selon les saisons. Ils n'avaient pas toute l'année un régime à haute densité de graisses saturées.

En plus, les animaux nourris avec des céréales et les poissons d'élevage sont confinés dans des enclos restreints et exposés à des produits chimiques comme les antibiotiques, ce qui nourrit votre corps avec de plus en plus d'antibiotiques.

Le plus important est que vous devriez manger selon votre type métabolique. Par exemple, les individus de types Glucides devraient manger peu de viande, source de purines, alors que les types Protéines devraient en faire une consommation moyenne à élevée. Entre-temps, les types Mixtes devraient faire une combinaison des deux. Veuillez revoir le guide des aliments pour chaque type pour comprendre quelles sources de nourriture contiennent des purines élevées ou basses.

2. Les graisses saines

Les graisses des laitages, qu'elles soient saturées ou non, ne sont cause d'aucune maladie chronique de civilisation. Nos corps sont conçus pour fonctionner primairement avec des graisses saturées comme source énergétique.

Les graisses animales contiennent beaucoup de nutriments qui protègent contre le cancer et les maladies cardiaques. Le taux élevé de cancer et de maladies cardiaques sont associées avec la consommation de grande quantité d'huiles végétales.

Mes recommandations :

Il est important pour vous de noter que les bonnes graisses (les graisses saturées) ne vous font pas grossir et sont en fait essentielles pour réduire le taux de mauvais cholestérol dans votre sang. Il y a une grande sélection de bonnes graisses que vous pouvez utiliser pour diversifier vos repas et les rendre plus agréables tout en maintenant le facteur santé. L'huile de noix de coco, l'huile d'olives, l'huile d'avocat, le beurre, le ghee, les graisses animales sont quelques-unes des graisses et huiles saines que vous pouvez utiliser pour alimenter votre corps et donner une bonne touche à votre nourriture.

Toutefois, les graisses suivantes peuvent causer des maladies cardiaques, des cancers, des dysfonctionnements de l'apprentissage, de l'ostéoporose et de nombreux autres problèmes de santé :

- Les huiles et les graisses (surtout les huiles végétales) chauffées à des températures très élevées pendant le processus de cuisson.

- Toutes les huiles hydrogénées et partiellement hydrogénées.
- Les huiles liquides préparées industriellement comme de soja, de céréales, de graines de coton et de canola.

3. Les légumes et les fruits

Les légumes et les fruits sont des aliments recommandés de nos jours. Sont-ils bons pour l'amélioration de la scoliose ?

Mes recommandations :

Alors qu'il est vrai que les légumes forment une partie saine de tout régime, contenant des nutriments de valeur, des minéraux et des vitamines, certains légumes sont meilleurs que d'autres. Choisissez-les avec sagesse pour obtenir les nutriments dont votre colonne a besoin et qui sont bons pour votre type de métabolisme. Les types Glucides peuvent se permettre un taux plus élevé d'amidon et ainsi des légumes plus riches en teneur glycémique. Ils sont listés dans le guide recommandé.

Les agriculteurs biologiques cultivent une large variété de légumes non modifiés génétiquement sans pesticides. Essayez de remplir la moitié de votre plat avec eux à chaque repas. Choisissez judicieusement les légumes de vos plats. Par exemple, la laitue iceberg ou la frisée n'ont pratiquement aucune valeur nutritionnelle étant composée principalement d'eau. La laitue ou les épinards, qui sont riches en fer, sont une bien meilleure option.

Les fruits ne sont pas aussi sains que vous le pensez. C'est principalement du fructose avec quelques vitamines, des minéraux et autres nutriments. Ces vitamines et nutriments, vous pouvez facilement les obtenir de la viande et des légumes non féculents sans le fructose. Mais les gens fléchissent pour les fruits frais et le fructose, peu importe la façon dont ils se rendent malades.

Je recommande un autre « super aliment » – la choucroute et le Kimchi (la choucroute coréenne) qui sont des choux cultivés. Ils le sont depuis des milliers d'années et peuvent immensément contribuer à guérir et construire votre système digestif, alors que la santé de vos intestins est grandement liée au développement de votre squelette.

4. Les noix et les graines

Les noix et les graines sont des encas très faciles et peuvent être consommés tels quels partout et ils sont très riches en nutriments. La plupart des noix et des graines faisaient partie du régime des hommes des cavernes, mais il y a un nombre de facteurs que vous devez prendre en considération avant de les incorporer à votre régime.

Mes recommandations :

Tout comme certaines céréales et légumes, certaines noix et graines utilisent le même mécanisme de défense qui peut être néfastes pour votre santé. L'acide pythique et les lectines de certaines noix et graines irritent le système digestif et inhibent l'absorption de minéraux. En conséquence, vous finirez par obtenir peu de valeur nutritionnelle de ces noix et graines.

Faire tremper les noix et les graines est une bonne manière d'éliminer l'acide pythique et la lectine et autres anti nutriments. Utilisez de l'eau salée et faites les tremper une nuit puis sécher les au soleil ou dans un déshydrateur pour éviter les moisissures.

A□□□□□□□ □□□□□□□□□□□ □□□□ P□□□□□□

PROTÉINES			GLUCIDES		MATIÈRES GRASSES	
Viandes / Gibier	Fruits de mer	Laitages	Légumes	Fruits	Noix / Graines	Huile / Matières grasses
Purine élevée	*Purine élevée*	*Entiers*	*Sans féculent*	*Sans féculent*	*Toutes bonnes*	*Toutes bonnes*
Abats	Anchois		Asperges	Avocat	Noix	Beurre
Paté	Caviar	Fromage	Haricots, frais	Olive	Potiron	Crème
Foie de bœuf	Hareng	Fromage blanc	Chou-fleur	Noix de coco	Cacahuette	Ghee
Foies de poulet	Moules	Crème	Céleri	Pas mûr :	Graine de tournesol	Huiles :
Purine moyenne	Sardines	œufs	Champignon	Pomme verte	graine de sésame	d'amandes
Bœuf	*Purine moyenne*	Kéfir	Epinard	Poire	Amande	de lin
Bacon	Ormeau	Lait	*Féculent*	*Féculent*	Noix de cashew	d'olives
Poulet*	Palourde	Yaourt	Artichaut	Banane (avec vert)	Noix du Brésil	d'arachides
Canard	Crabe	*Purine faible*	Carotte		Noisette	de sésame
Volaille	Ecrevisse	Tempeh	Pois		Noix de pecan	de tournesol
Oie	Langouste	Natto	Pommes de terre, frites dans le beurre uniquement		Châtaigne	de noix
Rognon	Maquereau	NOIX			Noix de pistache	
Dinde*	Pétoncle	*toutes sont bonnes*	Courge, hiver			
Veau	Crevette					
Gibier	Escargot					
	thon, rouge					
	tuna, dark					

* la viande rouge est la meilleure

Chaque repas devrait comprendre des protéines de ces sources, mais les laitages, les légumes ou les noix ne sont pas des substituts aux repas principaux.

PROTÉINES

Viandes / Gibier	Fruits de mer	Laitages	Légumes	Noix
Viandes blanches	Poisson blanc	Entier	Quantité limitée / non féculent	Quantité limitée
Filet de poulet	Poisson-chat	Fromage		
Poule de Cornouailles	Colin	Fromage blanc		
Filet de dinde	Plie	Kefir		
Porc, maigre	Aiglefin	Lait		
Jambon	Flétan	Yaourt		
Viande rouge à l'occasion ou totalement supprimée	Cabillaud	Œufs		
	Morue		Tempeh	
	Sole		Tofou	
	Truite			Noix
	tuna, white			
	turbot			

GLUCIDES

Légumes			Fruits
Féculents	Peu féculents	Non féculents	Tous bons
Pomme de terre	Betterave	Betterave verte	Pomme
Potiron	Maïs	Brocoli	Abricot
Rutabaga	Aubergine	Chou de Bruxelles	Baie
Patate douce	Jicama	Chou	Cerise
Yam	Gombo	Chardes	Citron
	Panais	Bettes	Raisin
	Radis	Concombre	Melon
	Spaghetti de courge	Ail	Pêche
	Courge d'été	Chourave	Poire
	Courge jaune	Légumes verts	Ananas
	Navet	Oignon	Prune
	Courgette	Persil	Tomate
		Echalote	Tropical
		Poivron	
		Pousse	
		Tomate	
		Cresson	

Remarque: les aliments riches en féculents sont des aliments élevés en glycémie

MATIÈRES GRASSES

Noix / Graines	Matières grasses
Quantité limitée	Quantité limitée
Noix	Beurre
Potiron	Crème
Cacahuette	Ghee
Tournesol	Huile :
Sésame	d'amandes
Amande	de lin
Cashew	d'olives
Brésil	d'arachides
Noisette	De sésame
Pécan	de tournesol
Châtaigne	de noix
Pistache	
Noix de coco	
Noix fumée	
Macadamia	

Chaque repas devrait comprendre des protéines de ces sources.

VOTRE TRAITEMENT DE LA S OODOSE PAR LA OOISINE

72

Chapitre 4

La cuisine du typage Paléo

L'approvisionnement de la cuisine

Avoir des ingrédients disponibles lorsque vous allez dans votre cuisine vous procure une sensation de gratification. Y a-t-il quelque chose de mieux que de cuisiner un bon dîner pour votre famille et vos amis ?

Une cuisine bien approvisionnée avec les ingrédients essentiels, que avez tendance à utiliser et cuisiner plus souvent peut vous économiser du temps et de l'argent. J'aime avoir les ingrédients suivants à portée de main dans ma cuisine.

1. Des épices et des herbes aromatiques

Achetez des épices et des aromates entiers, broyez-les vous-même pour garder le maximum de potentiel et de saveur.

➲ Le gingembre

Le gingembre est le rhizome de la plante officinale Gingembre, qui est consommée comme une délicatesse, un épice et une médecine naturelle.

Ses hautes qualités médicinales se remarquent principalement avec l'amélioration de la digestion, et la guérison des nausées et des maladies matinales, réduisant le flot des symptômes, allégeant les rhumes et le ralentissement potentiel de la progression de la perte des cellules dans la maladie d'Alzheimer. En Inde et en Chine, le gingembre est vu comme une médecine naturelle anti inflammatoire et communément utilisé pour traiter l'arthrite et les rhumatismes.

Même si nous oublions temporairement ses qualités médicinales, la délicieuse saveur et l'arôme du gingembre peut rehausser un repas.

Le gingembre est aussi un préservateur naturel. Ajoutez une petite quantité de gingembre râpé à vos restes les gardera frais longtemps.

⊃ La cannelle

La cannelle est l'un des épices parfumés le plus utilisé et une médecine traditionnelle chinoise riche en manganèse, en fer et en fibres. C'est aussi un antioxydant puissant et un préservateur de nourriture naturel. Une mixture de cannelle et de miel ne donne pas seulement d'un goût délicieux, mais guérit aussi de nombreuses maladies.

⊃ Le basilic

Utilisé généreusement dans la cuisine italienne, le basilic doux est une herbe hautement aromatique que vous pouvez planter à l'intérieur avec une exposition d'au moins six heures par jour à la lumière du soleil. Je l'utilise toujours dans les salades et les ragouts ou l'ajoute simplement pour hacher des crevettes crues et des pétoncles.

⊃ Le curry

Le curry peut changer considérablement le goût du porc, du bœuf, du poulet ou du poisson. J'aime le curry japonais. Faire mijoter du bœuf, des carottes dans le curry avec du lait de noix de coco est mon repas favori.

⊃ Le poivre

Le poivre noir, vert et blanc, ils proviennent tous de la baies du poivrier. La couleur reflète les différents stades de développement et les méthodes de traitement. Le poivre noir est utilisé largement comme épices ou pour assaisonnement dans beaucoup de cuisines. J'ajoute du poivre noir moulu si nécessaire à la fin du processus de cuisson pour retenir le plus d'arômes possibles.

En outre, le poivre est une source riche en manganèse, en vitamine K et en fer.

➲ Le thym

Ayant un arôme pénétrant, le thym est l'une des herbes la plus largement utilisée. J'ajoute du thym frais pour assaisonner les soupes et les réserves pour son arôme délicat. Il devrait être ajouté vers la fin de la cuisson pour éviter de perdre son arôme surprenant que ce soit sec ou frais.

➲ L'origan

L'origan est toujours ajouté aux cuisines méditerranéennes et mexicaines.

Cuire avec des tomates pour un meilleur goût.

L'origan est riche en vitamine K. Son huile possède une efficacité désinfectante et des propriétés anti inflammatoires.

2. Du bouillon de bœuf, de veau et de poulet

Le bouillon est un antidote parfait pour la scoliose. Faites en sorte de préparer l'approvisionnement avec des ingrédients biologiques. Le bouillon d'os est l'un des piliers de nombreux régimes traditionnels et est apprécié à travers le monde pour sa richesse en nutriments.

Faisons une liste de tous les bons trucs trouvés dans un bouillon bien fait :

• Le magnésium peut être obtenu d'un bouillon d'os alors qu'il manque dans la plupart des aliments et des régimes.

- Le collagène et la gélatine peuvent être absorbés directement des os et des cartilages plutôt que des suppléments commerciaux de gélatine.

- Le bouillon d'os et le potage peuvent être l'une des meilleures sources de calcium.

- La moelle d'os contient des protéines et un tas de minéraux.

- Le souffre, le potassium et le sodium sont importants pour votre santé. Ce sont des électrolytes cruciaux.

3. Des graisses et des huiles saines

- L'huile de noix de coco : Elle contient une proportion élevée de graisses saturées et elle est bonne pour cuire à une température élevée.

- L'huile d'olive extra vierge: Elle est fabriquée à la première pression à froid des fruits de l'olivier. Gardez-la dans un placard sombre, à l'abri de toute source de chaleur. Elle est la meilleure pour les salades.

- L'huile d'avocat : Je l'utilise et pour les salades et pour la cuisine. Son arôme et son point de fumée inhabituellement élevé la rendent appropriée pour frire et griller à haute température.

- Le beurre biologique : Il provient de vaches nourries en pâturages et il a un point de fonte élevé. Dans le régime Paléo la proportion utilisée est différente pour les trois types de métabolisme.

4. Des noix et des graines

Faire tremper les noix et les graines dans de l'eau salée pour quelques heures élimine la plupart de l'acide pythique et des autres anti nutriments. L'acide pythique bloque l'absorption du calcium, du fer et du magnésium et neutralise les inhibiteurs d'enzymes. Rincez-les abondamment et séchez-les au soleil, dans un déshydrateur ou dans un four.

De toutes les graines, les graines de lin sont plus riches en oméga-3 qu'en oméga-6. Mais l'oméga-3 est sous forme de ALA (acide alphalinolénique) et nécessitent d'être allongés en EPA et DHA pour l'utilisation du corps.

Les noix, les châtaignes, les noisettes, les noix de cashew et les amandes sont mes encas favoris. Griller les noix leur donne un arôme plus riche et un goût plus puissant. En plus, leur arôme et leur croustillant rendent toujours les plats extraordinaires. J'aime parsemer des graines de sésame grillées dans les salades.

5. Du lait de noix de coco en boîte

Le lait de noix de coco est un des piliers du régime Paléo et il est souvent utilisé comme substitut de produits laitiers et de crème. C'est la base de la plupart des currys thaïs et il est riche en phosphore, un nutriment essentiel pour renforcer les os. J'ai même préparé une glace Paléo en utilisant du lait de noix de coco, du jaune d'œuf, du miel et de l'extrait de vanille. C'était tout simplement délicieux !

6. Du sel de mer

Le sel de mer est formé par l'évaporation naturelle de l'eau de mer et contient 98% de chlorite de sodium et 2 % de minéraux comme le fer, le magnésium, le souffre et l'iode. Toutefois, aucun iode de potassium n'entre dans sa composition.

7. Un édulcorant

Je garde du sirop d'érable et du miel cru dans mon cellier car ils sont les édulcorants les plus sûrs.

8. Des fruits secs

Les fruits secs souvent utilisés sont les prunes, les chips de bananes, les raisins, les abricots, les dates, les cerises, les mangues et les canneberges, etc. Gardés en retirant uniquement la plupart de l'humidité, leurs nutriments en fruit sont bénéfiques pour chaque type de métabolisme. Mais vous devriez éviter les fruits séchés de façon chimique qui contiennent des préservateurs ajoutés (comme le dioxyde de souffre) et aussi du sucre qui abaisse leur valeur nutritive.

9. De la sauce de soja

La sauce de soja est un condiment japonais de couleur très sombre et un arôme de fumée. C'est un des produits du processus de fermentation du miso et il est naturellement sans gluten.

10. Du miso

Le miso est une pâte traditionnelle japonaise fabriquée avec des graines de soja fermenté. On y introduit une culture de bactéries ou des champignons pour créer sa délicatesse. J'ajoute toujours des œufs et de la viande émincée à la soupe de miso pour la rendre surprenante.

11. Des œufs

Beaucoup de personnes ne mangent que le blanc des œufs car ils pensent que le jaune a une teneur en cholestérol élevée et peut causer des maladies cardiaques. En fait, le jaune d'œuf est la partie la plus saine de l'œuf avec plus de 90 % de ses micro nutriments et antioxydants. Il contient aussi 100% des vitamines solubles à l'huile qui sont si importantes pour votre santé. Personnellement, je mange 3-4 œufs entiers par jour.

12. Du kéfir

J'aime ajouter des fruits au kéfir. L'arôme légèrement acide du kéfir est dissimulé pendant que je mange les fruits. Pendant ce temps, les arômes variés et inhabituels stimulent mes papilles gustatives comme jamais.

13. Des conserves

Je garde toujours des tomates en conserves dans mon cellier car les tomates fraiches ne sont pas meilleures que celles en conserves qui ont une quantité augmentée de l'antioxydant lycopène.

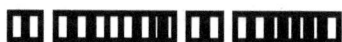

▮▮ ▮▮▮▮▮▮ ▮▮ ▮▮▮▮▮▮

Les ustensiles suivants sont ceux que j'utilise le plus communément.

1. Un fait-tout

Faire de la soupe est une technique de cuisson lente, populaire dans la province de Guangdong, en Chine. L'arôme délicieux de la soupe qui mijote persiste sur vos papilles gustatives au moins deux heures après que vous l'ayez eu ! Un pot en terre cuite, un chaudron pour la soupe... presque chaque foyers devrait avoir au moins l'un de ces ustensiles en terre cuite de tailles différentes. Maintenant, en tant que professionnel de santé très occupé, je prépare mes bouillons d'os comme base pour mes soupes rapidement et facilement.

A l'occasion, je prépare la soupe en utilisant un fait-tout en acier inoxydable sous vacuum, qui fonctionne comme un fait-tout traditionnel mais n'a pas besoin d'électricité du tout. Son pot intérieur en acier inoxydable est pour la cuisson et le conteneur extérieur sous vacuum garde la nourriture chaude pendant des heures en l'empêchant de brûler ou d'attacher. Mettez dedans des morceaux d'os broyés grossièrement et de l'eau dans le pot intérieur, cuisez-le sur le feu pendant une trentaine de minutes à une heure. Retirez l'écume et mettez les autres ingrédients dans la soupe

2. Un couteau de chef

Un proverbe chinois « Un artisan doit aiguiser ses outils s'il veut faire du bon travail ». Un bon chef doit avoir un couteau tranchant qu'il a bien en main et pour toutes les utilisations, hacher, émincer et trancher. La lame est habituellement de 8 à 14 pouces de long.

3. Des cisailles

Les cisailles de cuisine sont des ciseaux extrêmement costauds qui sont conçus pour avoir un point d'appui très fort. Je les utilise toujours pour tailler dans l'os de poitrine du poulet sans laisser aucun éclat d'os qui pourrait faire s'étrangler, surtout pour les enfants et les personnes âgées.

4. Des planches à découper

Une planche à découper peut être en bois, en plastique, en bambou ou en verre. Les planches à découper en bois et en verre ne sont pas autorisées dans les cuisines professionnelles. J'utilise des planches à découper séparées pour les aliments crus et cuits, les viandes et les fruits et légumes pour éviter des contaminations.

5. Une mijoteuse électrique

Une mijoteuse est un pot pour cuire lentement dans les tailles variant d'un quart jusqu'à un 8 ½ quarts. Avec une que l'on peut programmer pour cuire les repas pour un temps déterminé permet de faire d'autres choses.

PRENEZ VOTRE SANTÉ EN MAIN | www.HIYH.info

6. Des terrines

Une terrine est un plat grand et profond qui peut aller au four et qui peut aussi être utilisé pour le service. Vous pouvez préparez une terrine pour le petit déjeuner la veille et la réchauffer au four le matin : un petit déjeuner délicieux.

7. Un wok

Un wok est un récipient de cuisson rond originaire de Chine. C'est souvent utilisé pour frire, cuire à la vapeur, pocher, bouillir, rissoler, cuire à l'étouffée et faire un ragoût. Vous devriez choisir un wok adapté à vos besoins et votre cuisinière.

8. Un robot de cuisine

Cet ustensile de cuisine est un économiseur de travail. C'est excellent pour trancher, broyer, hacher, faire de la purée de fruits et de légumes, râper le fromage, couper le beurre dans de la pâte de pâtisserie etc. Il rendra les soupes crémeuses mais ne les rendra pas aussi mâchées que le mixeur.

9. Un déshydrateur

Un déshydrateur enlève l'humidité des aliments et peut être utilisé pour sécher des fruits, des légumes et déshydrater de la viande. Vous pouvez sélectionner la marque et le modèle selon vos besoins et votre espace, votre budget et la garantie du produit. Vous devriez aussi regarder à ce qu'il passe bien sur votre plan de travail. Les fruits et les légumes déshydratés font de bons encas pendant que l'arôme et les goûts restent bien préservés et concentrés.

En plus de sécher les fruits, les légumes et la viande, les déshydrateurs peuvent aussi faire du yaourt et du natto, rendre les noix et les graines croquantes, ce qui en fait un ustensile multi tâches.

10. Des tasses et des cuillères

Si vous voulez suivre les recettes pour cuisiner, spécialement si vous êtes un novice en cuisine, les tasses et les cuillères pour mesurer sont vos meilleurs partenaires.

11. Des spatules et des cuillères en bois

Des spatules en bois sont des gadgets quotidiens de la cuisine et sont toujours utilisées pour retourner et sauter. La texture du bois est liée à la nature alors que leur disponibilité en tailles et formes différentes rendent le processus de cuisiner amusant.

12. De la feuille d'aluminium

Comme article de ménage largement utilisé pour cuire rapidement, griller et d'un nettoyage facile, j'aime utiliser la feuille d'aluminium pour cuire le saumon et les ailes de poulet. Pour rendre le céleri frais et croquant, j'ai l'habitude de l'envelopper et de la placer dans le tiroir à légumes du frigidaire et il dure a peu près deux semaines.

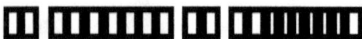

⬛⬛ ⬛⬛⬛⬛⬛⬛ ⬛⬛ ⬛⬛⬛⬛⬛⬛⬛

1. Le gibier et l'autruche sont des viandes pauvres en graisses. Les cuire trop les rend dures.

2. La première chose à mettre dans le wok sont toujours les oignons ; les faire rissoler un peu jusqu'à ce qu'ils deviennent translucides. Puis, faire rissoler l'ail et le gingembre. Donner leur la chance de transmettre leur arôme à l'huile, mais ne les laisser pas si longtemps que l'ail brunisse.

3. N'ajouter pas de l'ananas gelé ou frais à de la gélatine. Ces fruits, tout comme les figues fraiches, les kiwis, les goyaves, les racines de

gingembre et la papaye contiennent un enzyme appelé broméline (bromélaïne) qui casse la gélatine et lui fait perdre ses propriétés d'épaissir. Les enzymes sont désactivées en les cuisant ainsi de l'ananas et du kiwi en boîte peuvent être utilisés sans problème.

4. On obtient un bouillon plus délicat et plus épais avec des os de veau plutôt que de bœuf car le veau a plus de collagène ce qui épaissit plus le bouillon.

5. Quelle que soit la sorte de gélatine que vous utilisez, ne la cuisez jamais au microondes.

6. Les recettes de soupes sont plus des conseils que des formules strictes. Leur beauté est dans leur flexibilité, leur économie et leur potentiel d'un « repas en pot ».

7. Ajoutez de la viande comme complément de protéine dans les soupes, les salades, les plats mijotés, les farces, les plats d'œufs, les roulés et les sandwiches.

8. Si vous utilisez quelques épices chinois dans la soupe, c'est aussi important d'éviter d'utiliser des casseroles en acier inoxydable, en aluminium ou en cuivre. Certains épices ont une réaction chimique avec les casseroles.

9. Quand vous grillez, ne brûlez pas vos aliments car cela produits des éléments cancérigènes.

10. Évitez d'utiliser du Teflon et des casseroles non adhésives car le revêtement en chauffant libère des toxines qui se répandent dans votre nourriture. Les casseroles en acier inoxydables, en fonte et de Le Creuset sont de bonnes alternatives.

11. Faites tremper les graines, les noix et les céréales crues pendant une nuit pour enlever l'acide pythique et d'autres anti nutriments et améliorer votre digestion.

12. Au lieu de l'acheter préparée, c'est plus sain de préparer votre propre vinaigrette car ainsi elle est toujours fraiche et vous pouvez contrôler les ingrédients qui la composent.

13. L'huile de noix de coco, le beurre, le lard et le suif sont bons pour une cuisson à haute température ; l'huile d'olive et celle de sésame sont bonnes pour des températures moyennes et basses et faire des salades.

14. Plantez vos propres herbes aromatiques dans votre jardin de cuisine ou ayez les dans des pots.

PARTIE 2 *Cuisiner pour votre scoliose – Recettes*

Chapitre 5

A propos des recettes

Chacune des 115 recettes est pour non seulement restaurer le bon état de votre colonne, mais votre santé générale et votre bien-être. Je les ai rangées en salades, soupes, viandes, gibier, fruits de mer et encas. J'espère que vous, votre famille et vos amis vont jouir de l'amour qui est dans chaque recette spéciale.

Une autre chose que avez besoin de noter est que les recettes ont été faites dans une façon spéciale pour chaque type de métabolisme. Il est donc important que vous vous en teniez à votre type métabolique pour obtenir la meilleure santé et la meilleure forme dans votre vie. Il y a quelques recettes qui ont des informations pour un ou deux types métaboliques. Si les informations pour votre type métabolique sont absentes, cela implique que la recette en question n'est pas appropriée pour votre type métabolique. En conséquence, vous feriez mieux de l'éviter. A la place, il est judicieux que vous la substituiez avec des aliments que vous êtes autorisé à manger.

Ces recettes ne sont pas rigides comme un mur de briques ! Au fur et à mesure que vous deviendrez plus habile à cuisiner vous pourrez laisser votre propre créativité inventer des variations à ces recettes.

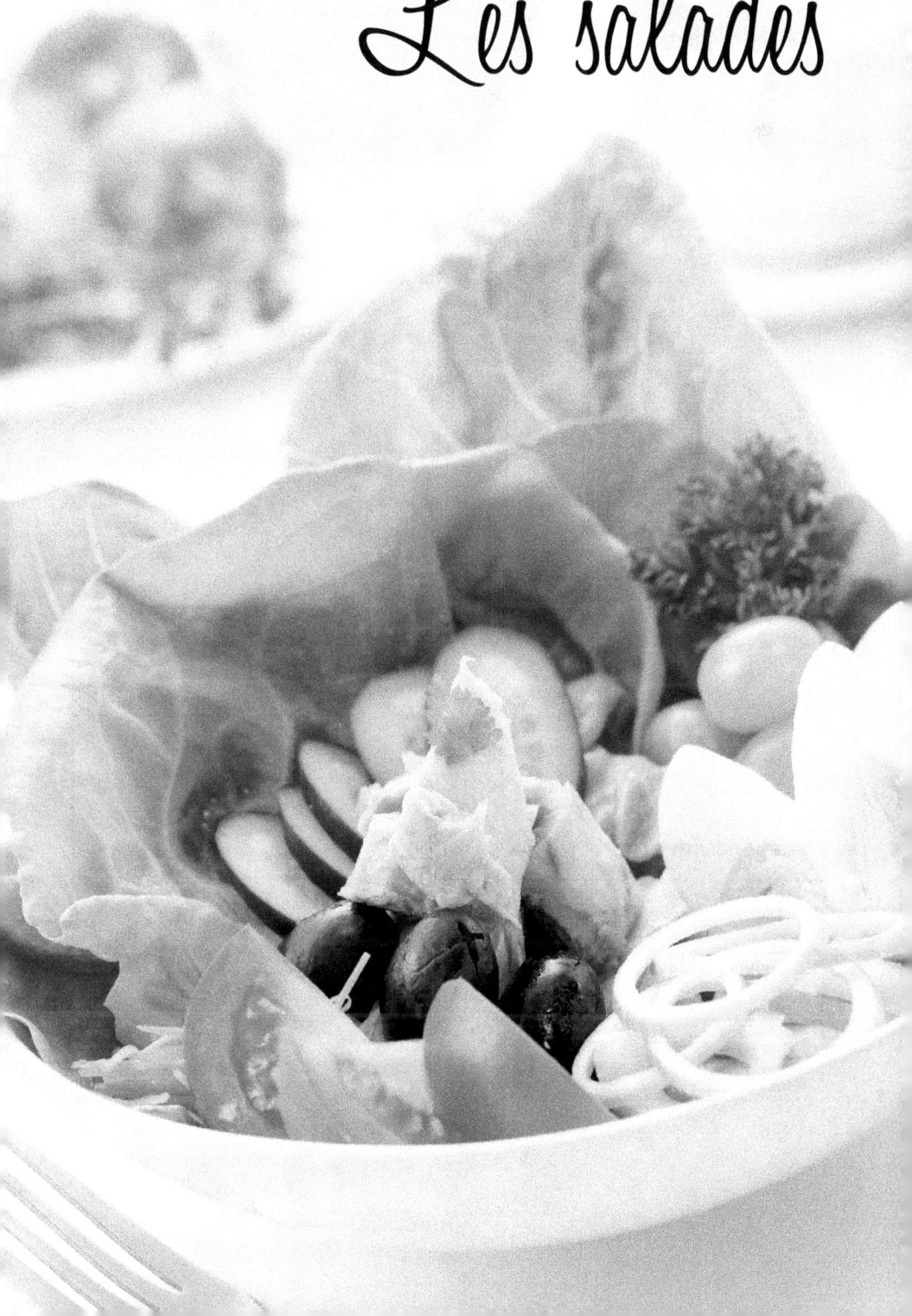

Les salades

Salade d'été de pétoncles

	Type Protéine	Type Mixte	Type Glucide
Ingrédients	<ul><li>1 jus de pamplemousse</li><li>1 jus d'orange biologique</li><li>1 jus de citron vert</li><li>2 tasses de tomates cerise, coupées en deux</li><li>1 poignée de coriandre haché</li><li>Du sel de mer selon le gout</li></ul>		
	<ul><li>500 gr de pétoncles</li><li>¼ d'oignon rouge coupé finement</li><li>2 avocats émincés</li></ul>	<ul><li>500 gr de pétoncles ou de thon</li><li>¼ d'oignon rouge coupé finement</li><li>2 avocats émincés</li></ul>	<ul><li>500 gr de pétoncles ou de thon</li><li>¼ d'oignon rouge coupé finement</li><li>2 avocats émincés</li><li>1 tasse d'asperges blanchies</li></ul>
Préparation	<ul><li>Portez une casserole d'eau de grandeur moyenne à ébullition. Ajoutez une bonne pincée de sel.</li><li>Nettoyez les pétoncles, si nécessaire en leur enlevant les petits « poils ». Plongez les pétoncles dans l'eau bouillante et cuisez les environ 5 minutes.</li><li>Pendant ce temps là, mélangez dans un grand saladier l'oignon, les jus des agrumes, les avocats, les tomates, le coriandre et le sel.</li><li>Ajoutez les pétoncles. Mélangez bien. A manger de suite ou laissez le saladier au frigidaire pour que les pétoncles aient le temps de refroidir.</li></ul>		

Valeur nutritive

Calories	256	247	234
Lipides	10g	9,2g	8g
Glucides	19g	18,4g	16g
Protéines	24g	23,7g	22,4g
Temps de préparation : 15 minutes		Nombre de portions : 4	

Salade de crevettes et d'avocat

	Type Protéine	Type Mixte	Type Glucide
Ingrédients	<ul><li>3 cs de jus de citron vert frais</li><li>2/3 d'une tasse d'oignon vert coupé mince</li><li>2/3 de tasse de coriandre finement coupé</li><li>Sel de mer et poivre noir fraichement moulu à volonté</li></ul>		
	<ul><li>500 gr de crevettes pelées cuites</li><li>2 avocats pelés, dénoyautés et coupés en tranches</li><li>2 cs d'huile d'olives extra vierge</li></ul>	<ul><li>500 gr de crevettes pelées cuites ou de thon</li><li>2 avocats pelés, dénoyautés et coupés en tranches</li><li>1 mangue pelée, dénoyautée et coupée en tranches</li><li>2 cuillérées d'huile d'olives extra vierge</li></ul>	<ul><li>500 gr de thon</li><li>2 avocats pelés, dénoyautés et coupés en tranches</li><li>1 tasse d'asperges fraiches blanchies</li><li>2 mangues moyennes pelée, dénoyautée et coupée en tranches</li><li>1 cs d'huile d'olives extra vierge</li></ul>
Préparation	<ul><li>Dans un petit saladier préparez une vinaigrette en combinant le jus de citron et l'huile d'olives.</li><li>Assaisonner au goût avec le sel et le poivre et fouettez ensemble. Mettre de côté.</li><li>Dans un grand saladier, mélangez les mangues avec les avocats, l'oignon vert, le coriandre et les crevettes. Versez la vinaigrette et mélangez bien le tout. La salade doit être servie froide. Ne la servez pas tout de suite, donnez lui le temps de refroidir.</li></ul>		

Valeur nutritive

	Type Protéine	Type Mixte	Type Glucide
Calories	259	239	231
Lipides	12g	10,6g	9,4g
Glucides	27g	25,3g	20g
Protéines	15g	14,6g	14,2g
Temps de préparation : 15 minutes		Nombre de portions : 4	

Salade de poisson avec de l'avocat et du bacon

	Type Protéine	Type Mixte	Type Glucide
Ingrédients	• 2 cs d'aneth frais haché • 2 cs de jus de citron • Sel de mer et poivre • De l'huile pour saisir		
	• 1 livre de steak de saumon • 1 tasse de bacon cuit en miettes • ¼ de tasse d'oignon rouge finement haché • 1 avocat moyen pelé, dénoyauté et coupé en petits morceaux	• 1 livre de thon • 1 tasse de bacon cuit en miettes • ¼ de tasse d'oignon rouge finement haché • 1 avocat moyen pelé, dénoyauté et coupé en petits morceaux	• 1 livre de thon • 1 tasse de bacon cuit en miettes • ¼ de tasse d'oignon rouge finement haché • 1 avocat moyen pelé, dénoyauté et coupé en petits morceaux • 1 asperge fraiche blanchie
Préparation	• Chauffez une grosse poêle à température élevée pour deux minutes. • Badigeonnez le saumon ou le thon avec de l'huile et saupoudrez le légèrement avec du sel et du poivre. • Placez dans la poêle chaude et faire frire jusqu'à ce qu'il soit doré à l'extérieur, environ 3 minutes par côté pour une cuisson moyenne, moins pour moins cuit. • Faites refroidir le thon ou le saumon, coupez en fines tranches • Mélangez avec les autres ingrédients • Servir seul ou avec un mélange de verdure.		

Valeur nutritive

Calories	187	171	165
Lipides	13g	11g	9,6g
Glucides	14g	11g	8g
Protéines	16g	15,2g	14g

Temps de préparation : 10 minutes   Nombre de portions : 4

Salade de thon aux canneberges

	Type Protéine	Type Mixte	Type Glucide
Ingrédients	• 1 tasse de thon en boîte • ¼ de tasse de mayonnaise ou plus selon le goût		
	• 3 branches de céleri hachées finement • ¼ de tasse d'oignon rouge • ½ tasse de raisins secs	• 2 branches de céleri hachées finement • ¼ de tasse d'oignon rouge • ½ tasse de canneberges séchées	• 1 branche de céleri hachée finement • ½ tasse de concombre finement coupé • ¼ de tasse d'oignon rouge • ½ tasse de canneberges séchées
Préparation	• Mélangez simplement les ingrédients dans un saladier • Servir à température ambiante ou refroidi		

Valeur nutritive

Calories	353	337	324
Lipides	20g	18,9g	17g
Glucides	8g	6,9g	5,7g
Protéines	8g	6,9g	32,4g
Temps de préparation : 10 minutes		Nombre de portions : 2	

Salade de poulet au tahini

	Type Protéine	Type Mixte	Type Glucide
Ingrédients	• 5 cs d'huile d'olives extra vierge • 2 cs de tahini • 2 cs de vinaigre de sherry • graines de sésame en garniture		
	• 2 livres de cuisses de poulet fermier, coupées en en dés de 1 cm • ½ tasse de persil haché grossièrement • 4 carottes râpées • 4 radis coupés en tranches	• 2 livres de cuisses et de filets de poulet fermier, coupés en en dés de 1 cm • ½ tasse de persil haché grossièrement • 3 carottes râpées • 6 radis coupés en tranches	• 2 livres de cuisses de poulet fermier, coupés en en dés de 1 cm • ½ tasse de persil haché grossièrement • 2 carottes râpées • 8 radis coupés en tranches
Préparation	• Assaisonnez le poulet fermier légèrement avec su sel et du poivre et mélangez avec 2 cs d'huile d'olives. • Chauffez le four et cuisez le poulet 10 minutes en le retournant une fois ou deux. • Fouettez ensemble le reste de l'huile, le tahini et le vinaigre. • Dans un grand saladier, mélangez le poulet avec les carottes, les radis et le persil. • Ajoutez la sauce et mélangez bien. Garnissez avec des graines de sésame. • Servir froid ou à température ambiante.		

Valeur nutritive

Calories	600	532	468
Lipides	38,3g	25g	18g
Glucides	7g	5,7g	4g
Protéines	67g	63,5g	58g

Temps de préparation : 20 minutes   Nombre de portions : 4

Salade de poulet aux pêches

	Type Protéine	Type Mixte	Type Glucide
Ingrédients	• 1 grosse pêche ou nectarine, lavée, dénoyautée et hachée (inutile de la peler) • Une poignée d'amandes hachées • ½ cs de vinaigre de cidre (de préférence cru) • 2 cs de jus d'orange fraichement pressée • ¼ à ½ cs de poudre de curry • 1/8 cs de noix de muscade broyée • Garniture : feuilles de laitue biologique entières		
	• 1 ½ tasse de dés de cuisses de poulet fermier • 1 tasse de céleri finement coupé • 3 cs de mayonnaise • 2 cs de persil haché	• 1 ½ tasse de dés de cuisses et de filet de poulet fermier • 1 tasse de céleri finement coupé • 3 cs de mayonnaise • 2 cs de persil haché	• 1 ½ tasse de dés de cuisses de poulet fermier • ½ tasse de concombre finement coupé • 1 tasse de céleri finement coupé • 1 1/2 cs de mayonnaise • 1/3 tasse de persil haché
Préparation	• Mélangez les pêches, le poulet fermier, le céleri et les amandes ensemble. • Fouettez ensemble les ingrédients de la sauce et versez sur le mélange du poulet fermier. • Mélangez le tout. • Servir de suite sur des feuilles de laitue biologiques, ou refroidir au frigidaire avant de servir.		

Valeur nutritive

	Type Protéine	Type Mixte	Type Glucide
Calories	115	109	105
Lipides	1g	0,7g	0,3g
Glucides	28,3g	25,6g	23g
Protéines	2,9g	2,2g	1,5g

Temps de préparation : 20 minutes   Nombre de portions : 2

Salade de brocoli au bacon

	Type Protéine	Type Mixte	Type Glucide
Ingrédients	• 3 cs de miel cru, sirop d'érable pur grande B ou de sucre de noix de coco ou de palme • 3 cs de vinaigre de cidre de pommes non filtré, de préférence cru • 1 tasse d'amandes ou de noix hachées grossièrement • ½ tasse de raisins sou de fruits secs • ou 1 tasse de fruits frais coupés : raisins, cerises, baies ou pommes hachées (optionnel)		
	• 1 tasse de mayonnaise • 15 tranches de bacon cuit coupé ou émietté en bouchées • 2 grandes fleurs de brocoli séparées en petites fleurs • 1 grand chou-fleur séparé en petites fleurs	• 1 tasse de mayonnaise • 15 tranches de bacon cuit coupé ou émietté en bouchées • 3 grandes fleurs de brocoli séparées en petites fleurs	• 1 tasse de mayonnaise • 15 tranches de bacon cuit coupé ou émietté en bouchées • 3 grandes fleurs de brocoli séparées en petites fleurs
Préparation	• Combinez la mayonnaise et le miel ou le sirop d'érable dans un grand saladier (ajustez le goût du sucré salé du vinaigre). • Ajoutez le bacon, le brocoli, le chou-fleur et les fruits secs et mélangez jusqu'à ce que le tout soit bien réparti et couvert de sauce. • Le goût est meilleur après avoir mariné dans le réfrigérateur ou sur de la glace pour quelques heures.		

Valeur nutritive

Calories	187	172	155
Lipides	8g	6,8g	5g
Glucides	5g	4,1g	3,4g
Protéines	7g	5,2g	4g
Temps de préparation : 10 minutes	Nombre de portions : 4-6		

Salade de steak au chimichurri

	Type Protéine	Type Mixte	Type Glucide
Ingrédients	<ul><li>¼ de tasse de vinaigre de sherry ou de vinaigre de vin rouge</li><li>2 gousses d'ail pelées</li><li>¼ cs de flocons de poivron rouge</li><li>1 cs de feuilles d'origan séchées ou ¼ de tasse de feuilles fraiches d'origan</li><li>1 livre de steak</li><li>3 grandes poignées de verdure</li></ul>		
	<ul><li>¾ de tasse d'huile d'olives vierge</li><li>1 grande botte de persil italien</li></ul>	<ul><li>¾ de tasse d'huile d'olives vierge</li><li>1grande botte de persil italien</li></ul>	<ul><li>¾ de tasse d'huile d'olives vierge</li><li>1grande botte de persil italien</li></ul>
Préparation	<ul><li>Chauffez le grill à température moyenne</li><li>Mélangez l'huile d'olives, le vinaigre, les gousses d'ail, le poivron rouge et l'origan dans un mixeur et ajoutez le persil par petites poignées.</li><li>Utilisez une spatule en caoutchouc, une cuillère ou un couteau pour détacher et tourner les feuilles en les mélangeant.</li><li>Éventuellement, la sauce sera plus facile à mélanger, continuez à mélanger jusqu'à ce qu'elle devienne très pâteuse. Ajoutez une pincée de sel si nécessaire.</li><li>Salez et poivrez légèrement le steak. Grillez le de chaque côté pendant six minutes. Laissez-le reposer pendant 5 minutes avant de le découper et mélangez avec la verdure.</li><li>Servez la sauce chimichurri en pluie sur la salade.</li></ul>		

Valeur nutritive

Calories	79	79	75
Lipides	7g	7g	6,1g
Glucides	0g	0g	0g
Protéines	4g	4g	4g

Temps de préparation : 20 minutes   Nombre de portions : 3

Salade de porc à la vinaigrette de dattes

	Type Protéine	Type Mixte	Type Glucide
Ingrédients	• 4 dattes dénoyautées • le zest râpé d'un gros citron • 8 gousses d'ail • 1cs de vinaigre de sherry • 1 fenouil • 4 poignées de verdure mélangée		
	• ½ livre de filet de porc • ½ tasse d'huile d'olives extra vierge • 2 anchois	• ½ livre de filet de porc • ½ tasse d'huile d'olives extra vierge • 2 filets d'anchois	• ½ livre de filet de porc • ½ tasse d'huile d'olives extra vierge
Préparation	• Tranchez le porc en tranches pas plus épaisses qu'un pouce. Salez et poivrez légèrement la viande et mettez sur le côté. • Dans un mixeur ou robot de cuisine, mettez les dattes, les anchois, le zest de citron, les gousses d'ail, l'huile d'olives et le vinaigre et mixez autant que possible. La vinaigrette aura une texture en morceaux. • Nettoyez le fenouil en enlevant la queue et le fond et coupez le en deux en ôtant le milieu. Tranchez chaque moitié finement. • Chauffez quelques cuillérées d'huile d'olives dans une poêle à frire à température moyenne. Ajoutez le fenouil et sautez le jusqu'à ce qu'il soit doré soit environ 3 minutes pour un fenouil croquant, un peu plus pour le ramollir et adoucir sa saveur. • Ajoutez le porc et dès que le premier côté est cuit étalez environ une cc de la vinaigrette sur chaque morceau. • Après trois minutes, retournez les médaillons de porc et cuisez-les quelques minutes supplémentaires de façon à ce que l'extérieur soit brun mais l'intérieur encore un peu rose. • Mélangez la verdure avec la vinaigrette restante et divisez sur deux assiettes. • Versez dessus le fenouil et le porc.		

Valeur nutritive

Calories	702	687	653
Lipides	43g	38g	33,2g
Glucides	45g	45g	41g
Protéines	39g	39g	37g

Temps de préparation : 20 minutes   Nombre de portions : 2

Salade aux œufs Bénédicte

	Type Protéine	Type Mixte	Type Glucide
Ingrédients	• 4 œufs • 1 cs de vinaigre • 3cs de jus de citron frais • 1 cs de moutarde de Dijon • ¼ cc de sel de mer • 700 gr d'épinards crus ou de roquette		
	• 8 tranches de bacon ou de prosciutto • ½ tasse de beurre biologique fondu • ¼ tasse d'oignon rouge finement haché	• 4 tranches de bacon ou de prosciutto • ½ tasse de beurre biologique fondu • ¼ tasse d'oignon rouge finement haché	• 2 tranches de bacon ou de prosciutto • ½ tasse de beurre biologique fondu • ¼ tasse d'oignon rouge finement haché
Préparation	• Si vous utilisez le bacon, cuisez le bacon selon votre méthode préférée et émiettez-le une fois refroidi. • Si vous utilisez le prosciutto, déchirez le en lamelles et sautez le dans une poêle chaude plusieurs minutes pour le rendre croquant. Mettez le de côté. • Remplissez une casserole ou une sauteuse avec quelques centimètres d'eau et ajoutez le vinaigre. • Portez à ébullition. Cassez un œuf dans une tasse et faites le gentiment glisser dans l'eau. • Répétez le processus avec les trois œufs restants en les répartissant dans la casserole. • Gardez l'eau frémissante, pas complètement en ébullition jusqu'à ce que le blanc des œufs soit ferme, environ 2 minutes. • Sortez les œufs avec une passoire et mettez les sur un plat. • Secouez l'excès d'eau.		

Valeur nutritive

Calories	335	304	296
Lipides	19,5g	17,8g	14,2g
Glucides	35g	30,1g	26,8g
Protéines	45g	43g	42,3g
Temps de préparation : 20 minutes		Nombre de portions : 4	

Salade aux œufs et au bacon

	Type Protéine	Type Mixte	Type Glucide
Ingrédients	• 1 petite laitue frisée • 3 petite laitue romaine • 1 échalote finement hachée • 3 cs de vinaigre de sherry • 1 cs de moutarde		
	• ½ livre de bacon cuit ou de pancetta coupée en petits morceaux • 4 œufs	• ½ livre de bacon cuit ou de pancetta coupée en petits morceaux • 4 œufs	• ¼ livre de jambon coupée en petits morceaux • 2 œufs
Préparation	• Généralement, on utilise une frisée, mais si vous la trouvez trop « sauvage » prenez des épinards ou de la roquette. • Déchirez les feuilles de romaine et de frisée en morceaux et mélangez dans un saladier. • Faites sauter le bacon/jambon jusqu'à ce qu'il soit croquant. • Gardez la chaleur moyenne, ajoutez l'échalote, retirez du feu et versez sur la verdure. • Servez la salade avec des œufs pochés ou sur le plat. Pour cuire, ajoutez simplement de l'huile ou du beurre bio dans une poêle et cuisez les œufs selon le goût. • Pour les pocher, portez une petite casserole d'eau presque à ébullition. Cassez un œuf dans une tasse ou un bol et faites le glissez doucement dans l'eau. Laissez le cuire pour quelques minutes jusqu'à ce que le blanc soir dur et le jaune aussi.		

Valeur nutritive

Calories	306	306	291
Lipides	18,9g	18,9g	16,7g
Glucides	14,6g	14,6g	12,3g
Protéines	19,4g	19,4g	17,9g
Temps de préparation : 10 minutes Nombre de portions : 4			

Salade de myrtilles avec une vinaigrette aux baies

	Type Protéine	Type Mixte	Type Glucide
Ingrédients	• 1 tasse de myrtilles • ¼ tasse d'huile de noix • 1cs de vinaigre de vin blanc • 1 cs de miel • ¼ tasse de framboises • sel de mer selon goût		
	• 4 poignées d'épinards • 2 avocats coupés en morceaux • 1 tasse de noix	• 4 poignées de roquette ou d'épinards • 1 avocats coupés en morceaux • 1 tasse de noix	• 4 poignées de roquette • 2 concombres coupés en morceaux • ½ tasse de noix
Préparation	• Dans un grand saladier, mélangez les myrtilles, les épinards/ la roquette, les noix et les avocats/concombres • Dans un mixeur mettez l'huile de noix, le vinaigre, le miel et les framboises. Mixer jusqu'à obtenir une belle onctuosité. • Salez selon votre goût • Parsemez la sauce aux framboises sur la salade, remuez et servez.		

Valeur nutritive

Calories	229	229	200
Lipides	22g	22g	18g
Glucides	29,4g	29,4g	24,15g
Protéines	23g	23g	21g
Temps de préparation : 15 minutes		Nombre de portions : 2	

Salade de chou-rave avec de l'avocat et des noisettes

	Type Protéine	Type Mixte	Type Glucide
Ingrédients	• Jus d'une demie orange (env. ¼ tasse) • Jus d'un demi citron (env. 2cs) • ½ tasse d'huile de noisettes • 1 paquet de chou-rave • ½ tasse de noisettes hachées grossièrement • sel de mer et poivre selon votre goût		
	• 1 boîte de sardines • 2 avocats pelés et coupés en morceaux	• 1 boîte de sardines • 2 avocats pelés et coupés en morceaux	• 1 boîte de thon • 1 concombre pelé et coupé en morceaux
Préparation	• Fouettez ensemble dans un saladier les jus et l'huile. • Enlevez la partie dure du milieu de chaque feuille de chou-rave en la coupant avec un couteau et coupez finement les feuilles. • Mélangez le chou-rave, l'avocat, les sardines/le thon avec la sauce. • Parsemez de noisettes.		

Valeur nutritive

Calories	561	561	556
Lipides	50g	50g	47g
Glucides	29g	29g	26g
Protéines	9g	9g	9g

Temps de préparation : 15 minutes   Nombre de portions : 4

Salade d'aubergine et de fenouil

	Type Protéine	Type Mixte	Type Glucide
Ingrédients	• I grosse aubergine • 1 fenouil coupé très finement • 2cs de vinaigre de sherry • 1-2 gousses d'ail, hachées finement • ¼ cs paprika • ¼ cc sel • 1-2 oignons verts		
	• ¼ tasse d'huile d'olives extra vierge • ¼ tasse de persil haché	• ¼ tasse d'huile d'olives extra vierge • ¼ tasse de persil haché	• ¼ tasse d'huile d'olives extra vierge • ½ tasse de persil haché
Préparation	• Coupez l'aubergine dans la longueur et coupez chaque moitie en quatre dans la longueur. • Mettez dans un plat et couvrez (une seconde assiette est pratique pour ça) et placez au microondes pour 6 minutes jusqu'à ce que l'aubergine soit molle et que vous puissiez y enfoncer une fourchette. • Tranchez l'aubergine en bouchées et mélangez dans un saladier avec le fenouil. • Dans un bol fouettez ensemble l'huile, le vinaigre, l'ail, le paprika et le sel. • Versez sur l'aubergine. Ajoutez le persil et les oignons verts. Mélangez bien.		

Valeur nutritive

Calories	97	97	98
Lipides	5g	5g	5g
Glucides	7g	7g	8g
Protéines	14g	14g	14g

Temps de préparation : 20 minutes   Nombre de portions : 2

Salade d'algues épicée

	Type Protéine	Type Mixte	Type Glucide
Ingrédients	• ¼ d'algues fraiches ou trempées variées • 1 cs de vinaigre de cidre ou de vinaigre de vin de riz* • 1 cs de tamari exempt de faine de blé • 1 cs de miel (optionnel)* • 1-3 gouttes de sauce de piments, selon le goût (ou un peu de piment frais ou de flocons de piment)		
	• 2 avocats • 4 cs d'huile de graines de sésame grillées	• 2 gros concombres • 3 cs d'huile de graines de sésame grillées	• 3 gros concombres • 2 cs d'huile de graines de sésame grillées
Préparation	• Si la peau des concombres est épaisse, les peler avec un épluche-légumes. • Coupez les concombres/avocats dans la longueur et enlevez les graines avec une cuillère. • Coupez le concombre en croissants • Si vous utilisez des algues fraiches, bien les rincer et retirer l'excès de sel utilisé pour l'empaquetage (ou le sable si elles sont fraiches). • Si vous utilisez de algues séchées, faites les tremper dans de l'eau filtrée pour les regonfler à nouveau. • Les couper avec des ciseaux de cuisine en petits morceaux si elles sont trop grandes. • Fouettez ensembles les ingrédients restant. • Placez le concombre/avocat dans un plat creux avec les algues égouttées et la sauce. • Bien mélanger pour huiler le tout.		

Valeur nutritive

Calories	209	207,6	207
Lipides	3g	2,8g	2,6g
Glucides	22g	22g	21g
Protéines	14g	14g	14g
Temps de préparation : 10 minutes Nombre de portions : 2			

Salade égéenne

	Type Protéine	Type Mixte	Type Glucide
Ingrédients	• 2 ½ concombres moyens, pelés, égrainés et coupés en dés • 1 tomate moyenne, égrainée et hachée • 1/3 tasse de poivron vert, émincé • 8 olives noires dénoyautées coupées en quatre • ¼ tasse de vinaigre de vin rouge • 1 cs d'origan frais haché • sel et poivre selon le goût		
	• 6 cs d'huile d'olives extra vierge • 2 concombres pelés, égrainés et coupés en dés • 2 tasses de fleurs de chou-fleur • 4 filets d'anchois hachés • 3 cs de féta	• 4 cs d'huile d'olives extra vierge • 3 concombres pelés, égrainés et coupés en dés • 3 cs de féta	• 2 ½ cs d'huile d'olives extra vierge • 4 concombres pelés, égrainés et coupés en dés • 2 cs de féta
Préparation	• Mélangez les dés de concombres, la tomate hachée, le poivron vert et les olives noires et les herbes coupés dans un grand saladier ou corbeille. • Émiettez le féta sur le dessus. Arrosez avec le vinaigre et l'huile la salade. • Mélangez à table juste avant de servir.		

Valeur nutritive

Calories	173	145	100
Lipides	14g	12g	7g
Glucides	10g	8g	9g
Protéines	5g	3g	3g
Temps de préparation : 5 minutes Nombre de portions : 4			

Salade de jardin hachée

	Type Protéine	Type Mixte	Type Glucide
Ingrédients	• ¾ tasse de persil haché • 2 branches de marjolaine fraiche/ 1 ½ cs séchée • 1 échalote moyenne finement hachée • 1 paquet de pousses de trèfle • 4 radis hachés • 2 tours de moulin de poivre noir fraichement moulu • 3 vaporisations de sauce soja naturelle (env. ½ cs)		
	• 3 tasses de chou-fleur • 1 tasse brocoli • 6 cs graines mix • 2 cs d'huile d'olives extra vierge	• 2 cs d'huile d'olives extra vierge • 1 tasse de chou-fleur • 2 tasses brocoli • 2 cs graines mix	• 1 tasse de branche de brocoli pelée et tranchée • 2 tasses brocoli • 1 ½ tasse de persil • 1 cs graines mix • 1 1/3 cs d'huile d'olives extra vierge
Préparation	• Hachez le brocoli / chou-fleur grossièrement. • Mélangez avec le persil, la marjolaine, l'échalote, les pousses, les radis dans un grand saladier. • Aspergez avec l'huile, répandez le poivre et ajoutez le soja. • Mélangez et servez.		

Valeur nutritive

Calories	118	89	75
Lipides	10g	7g	5g
Glucides	6g	6g	7g
Protéines	3g	3g	3g

Temps de préparation : 10 minutes   Nombre de portions : 4

Salade au velouté d'aubergine

	Type Protéine	Type Mixte	Type Glucide
Ingrédients	• ½ livre d'aubergine moyenne • 1 cs sel de mer • ½ cs d'épice pour gibier ou de thym • ½ cs d'origan ou de basilique séché • 2 cs de câpres égouttés		
	• 1 concombre moyen lamellé et séché • 4 tasse d'épinards • ¼ tasse de sauce de salade • ½ tasse de dinde cuite (viande rouge)	• 1 concombre moyen lamellé et séché • 1 grande laitue • ¼ tasse de sauce de salade • ½ tasse de dinde cuite (viande rouge)	• 2 concombres moyens lamellés et séchés • 1 grande laitue • 1 cs de sauce de salade • ½ tasse de cubes de dinde cuite (viande blanche)
Préparation	• Ouvrez le grill. Coupez l'aubergine en ¼ de tranches. Placez les tranches sur une feuille de papier à rôtir. Saupoudrez de sel, d'épices et de basilique. • Grillez pour environ 3-4 minutes chaque côté des tranches de l'aubergine jusqu'à ce qu'elles soient brunes. Retirez du feu. • Pendant ce temps, déchirez la laitue/épinard dans un grand saladier. Ajoutez le concombre à la salade avec les dés de dinde. Coupez l'aubergine grillée en morceaux et ajoutez à la salade avec les câpres. • Versez la sauce sur la salade et tournez.		

Valeur nutritive

Calories	279	209	134
Lipides	15g	10g	4g
Glucides	13g	18g	13g
Protéines	21g	18g	13g

Temps de préparation : 15 minutes   Nombre de portions : 2

Salade pour brunch avec froufrous français

	Type Protéine	Type Mixte	Type Glucide
Ingrédients	• 1 moyen oignon tranché • 1 cs d'huile d'olives extra vierge • 2 cs moutarde de Dijon • ¼ cs sel • 3 tours de moulin à poivre noir		
	• 8 tranches de bacon de dinde coupé en petits morceaux • sauce hollandaise (1 cs par personne comme substitut à la vinaigrette) • 1 frisée ou 1 scarole • 1 tas d'épinards	• 6 œufs • 2 cs vinaigre de cidre • 2 frisée ou scaroles	• 2 cs de jus de citron fraichement pressé • 4 œufs • 2 frisée ou scaroles
Préparation	• Lavez, égoutter et déchirez la salade et placez dans un grand saladier. • Faites sauter le bacon de dinde dans une poêle à température moyenne pour le rendre croquant. Retirez et saupoudrez sur la verdure. • Ajoutez l'oignon coupé à la poêle et sautez pour une minute. Retirez du feu. • Fouettez l'huile d'olive, le vinaigre/ jus de citron / sauce hollandaise, la moutarde, sel et poivre pour mélanger. Versez sur la verdure et remuer. • Chauffez deux doigts d'eau jusqu'à ébullition dans une casserole moyenne. Ajoutez une pincée de vinaigre et réduisez à feu bas. Cassez les œufs, un par un dans une tasse et versez les doucement dans l'eau frémissante. Pochez 3-4 minutes seulement. • Divisez la salade sur des assiettes individuelles. Retirez les œufs pochés avec une écumoire et mettez les au-dessus de chaque assiette.		

Valeur nutritive

	Type Protéine	Type Mixte	Type Glucide
Calories	243	192	156
Lipides	16g	14g	11g
Glucides	6g	4g	4g
Protéines	20g	13g	10g

Temps de préparation : 15 minutes   Nombre de portions : 4

Concombres grecs

	Type Protéine	Type Mixte	Type Glucide
Ingrédients	• ½ cs de sel • ½ cs graines de céleri • 2 gousses d'ail émincé • un peu de persil ou de graines d'aneth pour décorer • 1 cs de vinaigre de vin		
	• 3 tasses de chou-fleur • ¼ de tasse de crème fraiche • ¼ tasse de yaourt nature	• 2 concombres moyens • ¼ de tasse de crème fraiche • 1/2 tasse de yaourt nature	• 3 concombres moyens • ¾ tasse de yaourt nature demi-écrémé
Préparation	• Pelez, enlevez les graines et tranchez les concombres en pointe dans un saladier. • Ajoutez le sel, les graines de céleri, la crème fraiche, le yaourt, le vinaigre et l'ail émincée. Mélangez bien. • Garnissez, saupoudrez avec le persil ou les graines d'aneth et servez immédiatement.		

Valeur nutritive

Calories	164	143	68
Lipides	6g	5g	1g
Glucides	23g	16g	10g
Protéines	9g	6g	4g
Temps de préparation : 10 minutes		Nombre de portions : 2	

Salade de ratatouille grillée

	Type Protéine	Type Mixte	Type Glucide
Ingrédients	• ½ livre d'aubergine coupées en ½ tranches • ¼ livre de courgettes coupées en ½ tranches • ¼ livre de courge jaune coupée en quartiers • 1 piment moyen égrainé et coupé en quartiers • 1 petit oignon rouge épluché coupé en rondelles • ¼ de tomates cerises coupées en deux • 4 gousses d'ail		
	• ¼ tasse d'huile d'olives extra vierge • 4 aubergines coupées en tranches • 400 gr d'olives noires en boite égouttées • 8 champignons de Parsi coupés en deux	• ¼ tasse d'huile d'olives extra vierge • ½ livre aubergines coupées en ½ tranches • 400 gr d'olives noires en boite égouttées • 4 champignons de Parsi coupés en deux	• 2 cs d'huile d'olives extra vierge • ½ livre aubergines coupées en ½ tranches • 2 olives noires par portion • 4 champignons de Parsi coupés en deux
Préparation	• Enduisez les aubergines, les courgettes, la courge jaune, les piments, les rondelles d'oignon, les tomates et les champignons avec de l'huile. • Grillez les légumes sur le grill, au charbon de bois ou même sous le grill pendant 3-5 minutes de chaque côté jusqu'à ce qu'ils deviennes translucides et partiellement cuits. • Laissez refroidir un peu et coupez en gros morceaux et arrangez sur un grand plat ou un saladier peu profond. • Coupez l'ail et les olives dans le sens de la longueur en tranches. Mélangez avec les feuilles d'origan et saupoudrez sur la salade. • Servez tiède ou à température ambiante.		

Valeur nutritive

Calories	295	256	204
Lipides	22g	17g	11g
Glucides	24g	24g	26g
Protéines	7g	7g	7g

Temps de préparation : 20 minutes   Nombre de portions : 4

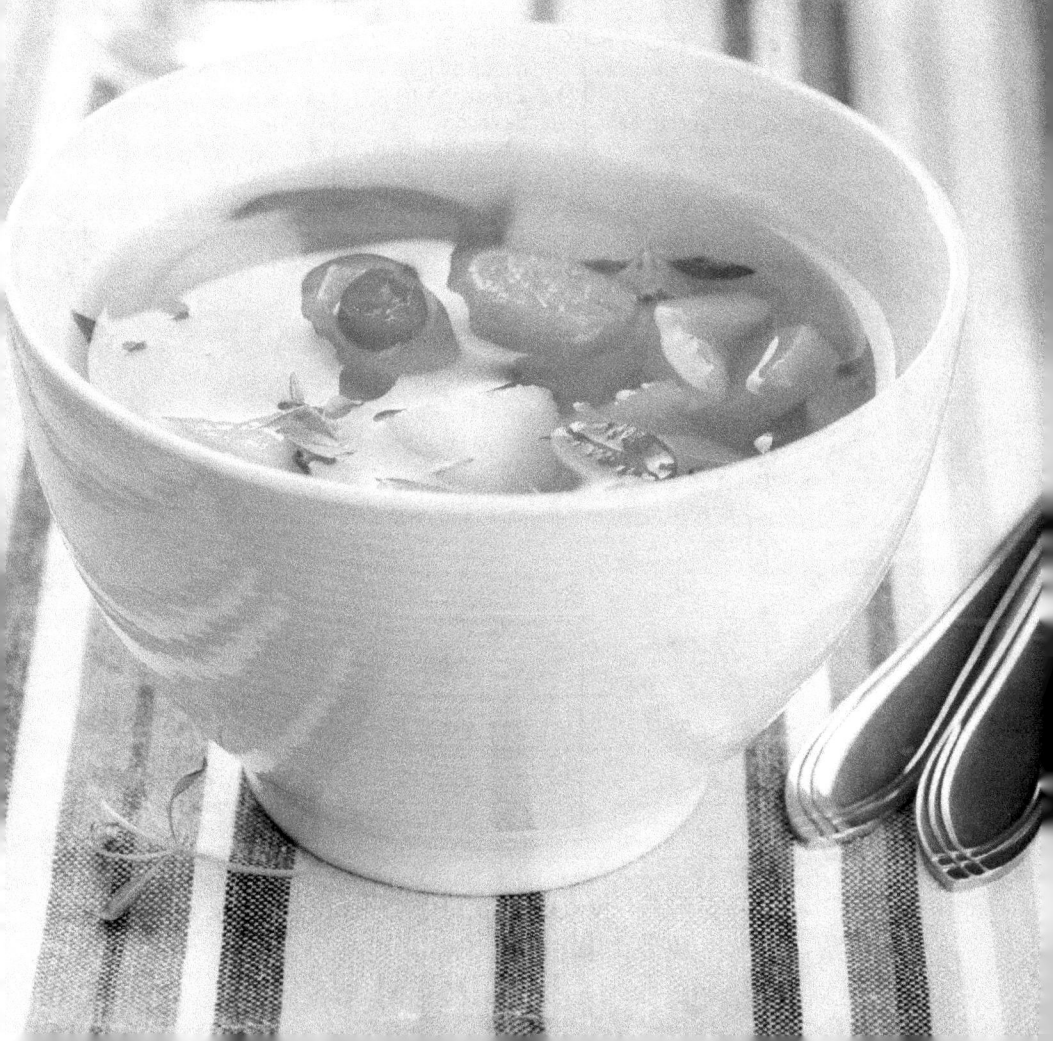

Les soupes

Soupe thaïe aux légumes

	Type Protéine	Type Mixte	Type Glucide
Ingrédients	• 1 quart de bouillon de légumes • 1 cs racine de gingembre émincée • 2 cs jus de citron fraichement pressé • ¼ cs sel de mer Celtique • ½ tasse d coriandre émincé		
	• 2 cs huile d'olives extra vierge • ½ oignon finement haché • 3 tasses champignons shiitake sans queue ou fond • 1 tasse lait de noix de coco • ½ brocoli nettoyé et haché • ½ chou-fleur nettoyé et haché	• 2 cs huile d'olives extra vierge • 1 oignon finement haché • 2 tasses champignons shiitake sans queue ou fond • 1 tasse lait de noix de coco • 1 brocoli nettoyé et haché	• 1 cs huile d'olives extra vierge • 1 oignon finement haché • 1 tasse champignons shiitake sans queue ou fond • ½ tasse lait de noix de coco • 1 brocoli nettoyé et haché
Préparation	• Chauffez l'huile dans une grande casserole à feu moyen. • Ajoutez l'oignon en remuant fréquemment pour environ 10 minutes. • Ajoutez les champignons et sautez pour 5 minutes. • Remuez le bouillon et le lait de noix de coco et porter à ébullition. • Réduire le feu à moyen. Ajoutez le brocoli et le gingembre et cuisez jusqu'à ce que le brocoli soit vert clair, 3-5 minutes. • Versez et remuez le jus de citron et le sel. • Versez la soupe dans des bols et garnissez avec le coriandre.		

Valeur nutritive

Calories	11	109	107
Lipides	2g	1,8g	1,3g
Glucides	23g	21g	18g
Protéines	4g	3,8g	3,1g

Temps de préparation : 25 minutes   Nombre de portions : 4

Velouté de choucroute aux saucisses

	Type Protéine	Type Mixte	Type Glucide
Ingrédients	• 1 tasse de choucroute rincée et égouttée • ½ tasse de vin blanc sec • 2 ½ tasse de poulet fermier • ¼ tasse de crème fraiche • 2 cs moutarde de Dijon		
	• ½ livre de saucisses d'agneau ou de porc coupées en tranches • 4 cs de beurre • ¼ tasse d'oignon blanc haché	• ½ livre de saucisses de porc coupées en tranches • 2 cs de beurre • 1/2 tasse d'oignon blanc haché	• ½ livre de saucisses de poulet coupées en tranches • 1 cs de beurre • ½ tasse d'oignon blanc haché
Préparation	• Dans une grande casserole à feu moyen, faites fondre 1 cs de beurre bio et cuisez les saucisses dorées. Enlevez les saucisses et mettez de côté. • Ajoutez le beurre restant et cuisez les oignons jusqu'à ce qu'ils soient mous. • Ajoutez la choucroute et le vin et gardez à ébullition rapide pour 5 minutes. • Baissez le feu et ajoutez la volaille. Laissez mijoter pour 10 minutes. • Ôtez du feu et ajoutez la crème en remuant avec la moutarde. Passez la soupe au mixeur pour la rendre fluide et crémeuse. • Remettez la soupe dans la casserole et ajoutez les saucisses. • Assaisonnez avec du sel et du poivre.		

Valeur nutritive

Calories	472	473	462
Lipides	30g	30,5g	26g
Glucides	16g	16,2g	15,1g
Protéines	19g	19g	18,7g
Temps de préparation : 15 minutes	Nombre de portions : 4		

Soupe de miso avec des œufs pochés

	Type Protéine	Type Mixte	Type Glucide
Ingrédients	• 4 gros œufs • ½ tasse de porc maigre émincé • 3-4 cs de miso • ¼ tasse d'oignon vert haché		
	• 1 tasse de champignon tranchés • 3 tasse de soupe Hoshiishiitake Dashi	• ½ tasse de champignon tranchés • 3 tasse de soupe Hoshiishiitake Dashi	• 1 panais tranché • 3 tasse de soupe Konbu Dashi
Préparation	• Mettez la soupe Dashi dans une casserole et portez à ébullition. • Sautez le porc maigre émincé. • Coupez le tofu en petits cubes et ajoutez à la soupe. Faites mijoter le tofu pour quelques minutes. • Prenez quelques louches de soupe et diluez le miso avec. Remettre graduellement la mixture de miso dans la soupe. Remuez doucement la soupe. • Coupez le feu et ajoutez l'oignon vert haché.		

Valeur nutritive

Calories	235	228	221
Lipides	6g	5,4g	5g
Glucides	8g	7,5g	5g
Protéines	9g	8,7g	9,2g
Temps de préparation : 15 minutes Nombre de portions : 4			

Soupe de châtaignes aux pattes de poulet

	Type Protéine	Type Mixte	Type Glucide
Ingrédients	• 10 paires de pattes de poulet fermier. • 1 carcasse de poulet fermier • 1 tasse de châtaignes • 8 dattes rouges dénoyautées • 5 gousses d'ail • sel de mer selon le goût		
	• 8 champignons frais trempés	• 5 champignons frais trempés	• ½ panais tranché
Préparation	• Préparez les pattes de poulet fermier en enlevant la peau jaune si nécessaire. • Enlevez les griffes. • Dans un pot d'eau bouillante, blanchissez les pattes du poulet fermier pour environ 5 minutes. Rincez et égouttez. • Dans une casserole ajoutez les pattes et la carcasse de poulet fermier, les châtaignes, les dattes rouges, l'ail et l'eau. Portez à ébullition et réduisez le feu au frémissement (avec le couvercle pas tout à fait fermé) pour environ 2 heures. • Assaisonnez au goût avec du sel.		

Valeur nutritive

Calories	98	**95**	95
Lipides	5g	**4,8g**	4,8g
Glucides	9g	**8,7g**	8,7g
Protéines	3g	**2,7g**	2,7g
Temps de préparation : 30 minutes Nombre de portions : 4			

Soupe de poulet avec du lait de noix de coco

	Type Protéine	Type Mixte	Type Glucide
Ingrédients	• 3 tasse de poulet fermier • jus de 1 citron ou 2 citrons verts • 2 cs de gingembre frais râpé ou émincé • 3 pouces de citronnelle (optionnel) • 1/8 – ½ cs de curry thaï, ou une pincée de sauce pimentée ou 1 cs de piments broyés • 4 feuilles de basilic frais haché ou 1 cs de basilique séché		
	• 1 boite de lait de noix de coco • 2 carottes finement émincées • 1 chou-fleur coupé en petites fleurs • 2 tasse de cuisses de poulets fermier cuit ou cru émincé en filets	• 1 boite de lait de noix de coco • 2 carottes finement émincées • 1 chou-fleur coupé en petites fleurs • 2 tasse de cuisses et poitrine de poulets fermier cuit ou cru émincé en filets	• ½ boite de lait de noix de coco • 4 radis coupés en tranches fines • 1 brocoli coupé en petites fleurs • 2 tasse de cuisses de poulets fermier cuit ou cru émincé en filets
Préparation	• Mettre le lait de noix de coco, le poulet fermier , le jus de citron ou de citron vert, le gingembre, la citronnelle (si utilisée), les carottes ou radis et le curry thaï ou tout autre sauce épicée dans une casserole et portez à frémissement à feu moyen. • Quand les carottes ou les radis sont presque cuits ajoutez le chou-fleur ou le brocoli et baissez le feu jusqu'à ce que les légumes soient presque cuits, environ 5-8 minutes. • Ajoutez le poulet fermier et laissez mijoter pour quelques minutes de plus. • Remuez dedans les feuilles de basilic et assaisonnez avec du sel et des épices pimentés selon le goût. • Retirez la citronnelle et servez dans un saladier. • Garnissez avec des feuilles de basilic frais finement coupées.		

Valeur nutritive

Calories	348	346	332
Lipides	20,7g	19,4g	18,1g
Glucides	9,9g	9,2g	8,4g
Protéines	25,3g	24,87g	22,1g

Temps de préparation : 15 minutes   Nombre de portions : 4

Soupe aux gouttes d'œuf

	Type Protéine	Type Mixte	Type Glucide
Ingrédients	• 4 tasse de bouillon de poulet fermier • 3 oignons moyens tranchés • sel de mer selon le goût		
	• ½ livre de cuisses de poulet fermier coupées en fines lamelles • 3 œufs moyens battus • 2 tasse chou-fleur haché • 2 cs de beurre fondu	• ½ livre de viande de poulet fermier coupées en fines lamelles • 3 œufs moyens battus • 1 tasse chou haché • 1 tasse brocoli haché • 1 cs de beurre fondu	• ½ livre de filet de poulet fermier coupées en fines lamelles • 2 œufs moyens battus • 2 tasse brocoli haché • 1 cs de beurre fondu
Préparation	• Sautez le poulet fermier dans du beurre bio environ 3 minutes jusqu'à ce qu'il soit doré et mettez de côté. • Portez le bouillon de poulet à ébullition. Ajoutez le poulet et les légumes. Faites mijoter rapidement pour 5 minutes. • Saupoudrez avec les œufs sur le bouillon chaud en un mince filet égal puis tournez le bouillon lentement pendant que les œufs cuisent. • Ôtez du feu et garnissez avec les oignons verts.		

Valeur nutritive

Calories	346,3	340	326
Lipides	13,9g	12,7g	11,7g
Glucides	39,7g	37,8g	35,6g
Protéines	19,7g	19g	18g

Temps de préparation : 15 minutes   Nombre de portions : 4

Soupe de lait de noix de coco aux fruits de mer et curry

	Type Protéine	Type Mixte	Type Glucide
Ingrédients	• 1 ½ cs de poudre de curry • sel de mer selon le goût		
	• 1 livre de crevettes crues, pelées • 4 tasses d'épinards hachés • 1 cs de beurre bio • ¾ tasse de lait de noix de coco	• 1 livre de crevettes crues, pelées • ½ poisson blanc • 3 tasses d'épinards hachés • 1 cs de beurre bio • 3 ½ tasse de lait de noix de coco	• 1 livre de poisson blanc • 2 tasses d'épinards hachés • 2 tasse de courgettes coupées en quartiers • 1 cs de beurre bio • 1 ½ tasse de lait de noix de coco
Préparation	• Mixez le lait de noix de coco et les épinards en crème. • Dans une sauteuse sautez les crevettes / poisson dans le beurre bio pour deux minutes. • Saupoudrez de curry. • Ajoutez le lait de noix de coco avec les épinards. • Portez à ébullition, salez et servez.		

Valeur nutritive

Calories	529	517	375
Lipides	36g	36g	25g
Glucides	10g	9,7g	9,4g
Protéines	46g	44g	41g
Temps de préparation : 15 minutes Nombre de portions : 3			

Soupe de fruits de mer avec du bouillon de tomates

	Type Protéine	Type Mixte	Type Glucide
Ingrédients	• 1 oignon blanc ou jaune haché • 1 fenouil coupé finement • 4 gousses d'ail tranchées finement • 1 tasse de vin blanc • 2 tasse de tomates fraîches hachées ou 1 (1/2 l) de tomates en boite dans leur jus • 2 ½ tasses de bouillon de poulet ou de poisson • sel de mer et poivre selon le goût • Basilic ou persil comme garniture		
	• 1 l de moules nettoyées • ½ l de palourdes bien nettoyées • ½ l de coquilles ST Jacques • 1 livre de saumon	• 1 l de moules nettoyées • ½ l de palourdes bien nettoyées • ½ l de coquilles ST Jacques • 1 livre de poisson blanc (colin ou cabillaud)	• ½ l de palourdes bien nettoyées • ¼ l de coquilles ST Jacques • 2 livre de poisson blanc (colin ou cabillaud)
Préparation	• Sautez l'oignon et le fenouil dans du beurre bio fondu ou de l'huile d'olives, environ 5 minutes. • Ajoutez l'ail, puis le vin et portez à ébullition. • Ajoutez les tomates et le bouillon de poulet. Cuire pour 10 minutes, en remuant à l'occasion. • Ajoutez les fruits de mer et remuez le tout de façon à recouvrir les fruits de mer avec le bouillon. • Couvrez et cuisez jusqu'à ce que les moules et les palourdes commencent à s'ouvrir, environ 5 minutes. • Ajoutez poivre et sel selon le goût. Garnissez avec du persil ou du basilic haché et servez.		

Valeur nutritive

Calories	259	254	248
Lipides	5,3g	4,9g	4,2g
Glucides	11,2g	10,96g	10,6g
Protéines	35,5g	35,2g	35g
Temps de préparation : 30 minutes		Nombre de portions : 4	

Soupe mexicaine au poulet

	Type Protéine	Type Mixte	Type Glucide
Ingrédients	• 2 tasse de patates douces en tranches • 2 cs d'huile • 2 gousses d'ail finement hachées • 1 cs de cumin moulu • 2 tasses de bouillon de poulet • ½ tasse de coriandre • sel de mer et poivre		
	• ½ oignon tranché • 2/3 tasse de tomates hachées • 2 cuisses de poulet pochées et tranchées • 1 avocat tranché	• 1 oignon tranché • 2/3 tasse de tomates hachées • 2 cuisses et filets de poulet pochés et tranchés • ½ avocat tranché	• 1 oignon tranché • 1 ½ tasse de tomates hachées • 2 cuisses de poulet pochées et tranchées • ½ avocat tranché
Préparation	• Cuisez les patates douces dans de l'eau dans une grande casserole pour 10 minutes ou jusqu'à cuisson. Bien égoutter. • Mettez l'oignon et l'ail dans une grande casserole à feu moyen et frire à l'huile pour 5 minutes ou jusqu'à cuisson de l'oignon. • Ajoutez le cumin et cuire pour encore 2 minutes avant d'ajouter le bouillon, les tomates, le coriandre et les patates douces. Faire mijoter 10-15 minutes ou jusqu'à cuisson des patates. • Ôtez du feu, laissez refroidir un peu, passez la soupe au mixeur en ajoutant du liquide (bouillon ou eau) si nécessaire. Remettez dans la casserole. • Ajoutez les filets de poulet à la soupe et chauffez pendant 2 minutes ou jusqu'à ce que le poulet soit assez chaud. Ajoutez sel et poivre. • Servez avec des tranches d'avocat.		

Valeur nutritive

Calories	339	331	325
Lipides	14g	13,5g	12,6g
Glucides	29g	27,43g	27g
Protéines	25g	23,8g	22,1g
Temps de préparation : 20 minutes		Nombre de portions : 4-6	

Soupe de tomates au porc

	Type Protéine	Type Mixte	Type Glucide
Ingrédients	• 1 cs d'huile • 1cs origan • 1 cs paprika moulu • 1 ½ tasses de bouillon de légumes • sel de mer et poivre		
	• 5 tranches de bacon tranchées finement • 1 oignon finement tranché • 1 tasse de tomates tranchées	• 2 tranches de bacon tranchées finement • 3 tranches de jambon finement tranchées • 1 oignon finement tranché • 1 ½ tasse de tomates tranchées	• 5 tranches de jambon tranchées finement • 2 oignon finement tranché • 1 ½ tasse de tomates tranchées
Préparation	• Dans une grande sauteuse à feu moyen frire l'oignon et le bacon à l'huile pendant 5 minutes ou jusqu'à ce que le bacon soit doré. • Ajoutez l'origan et le paprika et cuire pour 2 minutes avant d'ajouter les tomates et le bouillon. Faites mijoter pendant 10-15 minutes. • Ajoutez sel et poivre avant de servir.		

Valeur nutritive

Calories	240	242,7	243
Lipides	10g	10g	10g
Glucides	33g	34g	34,2g
Protéines	4g	4g	4g
Temps de préparation : 15 minutes Nombre de portions : 2-4			

Boulettes de viande Minestrone

	Type Protéine	Type Mixte	Type Glucide
Ingrédients	• 1 cs huile • 3 gousses d'ail hachées finement • ¼ de chou coupé finement • 2 carottes moyennes tranchées • 3 petites courgettes tranchées • 3 tasses de bouillon de poulet ou de légumes • 1 cs de sauge finement hachée • 1 cs de basilic finement haché • 1 cs de poudre piment mexicain • 3 pincées de poivre (15 boulettes de viande) • 500g de viande émincée (bœuf ou agneau) • 1 petit oignon rouge finement tranché • 4 cs d'origan moulu • 1 œuf		
	• 1 oignon tranché • 3 branches de céleri tranchées • 400 g de tomates en conserve ou 2 tasses de tomates tranchées • 2 tasses de champignons tranchés	• 1 oignon tranché • 3 branches de céleri tranchées • 400 g de tomates en conserve ou 2 tasses de tomates tranchées • 2 tasses de champignons tranchés	• 2 oignon tranché • 1 ½ branches de céleri tranchées • 800 g de tomates en conserve ou 4tasses de tomates tranchées • 2 tasses de champignons tranchées
Préparation	• Chauffez une grande casserole à feu moyen, et faites dorer l'oignon et l'ail a l'huile. • Ajoutez le chou, les carottes, les courgettes, le céleri, les tomates, le bouillon, le basilic, la sauge, la poudre de piment et le poivre. Couvrez et laissez mijoter pendant 30 minutes. • Ajoutez les champignons et les boulettes de viandes et laissez mijoter pour encore 10 minutes. • Laissez refroidir 5-10 minutes avant de servir.		

Valeur nutritive

Calories	370	368	363
Lipides	15g	15g	15g
Glucides	38g	37,2g	35g
Protéines	20g	20g	18,6g
Temps de préparation : 25 minutes		Nombre de portions : 6-8	

Soupe grecque à l'œuf et au citron

	Type Protéine	Type Mixte	Type Glucide
Ingrédients	• 2 litres de bouillon de poulet fermier • 2 cs de poudre d'oignon • ½ cs sel de mer • ¾ tasse de jus de citron frais • 1 cs de feuilles d'origan séché • ½ tasse de persil frais, finement haché		
	• 2 cs beurre • 4 gros œufs	• 1 cs beurre • 3 gros œufs	• 1 cs beurre • 3 gros œufs
Préparation	• Dans une grande casserole chauffez le bouillon de poulet et le beurre. • Ajoutez la poudre d'oignon , le sel, le jus de citron et l'origan. Remuez pour bien mélanger. • Cassez les œufs dans un petit saladier. Fouettez les jusqu'à ce qu'ils soient bien mélangés. • Pendant que la soupe mijote, prenez environ 2/3 de tasse de bouillon chaud et versez dans le jus de citron et les œufs pour mettre les œufs à bonne température. • Versez doucement la mixture des œufs et du bouillon doucement dans la soupe. Ne pas bouillir. Ôtez du feu, mettre dans des bols et saupoudrer de persil haché.		

Valeur nutritive

Calories	177	134	134
Lipides	11g	7g	7g
Glucides	8g	8g	8g
Protéines	12g	12g	12g

Temps de préparation : 10 minutes   Nombre de portions : 4

Velouté aux champignons

	Type Protéine	Type Mixte	Type Glucide
Ingrédients	• 2 cs de beurre cru ou bio • 2 gousses d'ail • 3 oignons verts tranchés • 2 cs de thym séché • 2 cs de sauce tamari • 2 cs d'arrow-root • 6 tasses d'eau filtrée		
	• 3 livres de champignons frais hachés • 2/3 tasse de crème bio crue ou du lait de noix de coco allégé	• 1 ½ livre de champignons frais hachés • ½ tasse de crème bio crue ou du lait de noix de coco allégé	• 1 ½ livres de champignons frais hachés • ½ tasse du lait de noix de coco allégé
Préparation	• Dans une grande poêle chauffez le beurre à feu moyen. Ajoutez l'ail et l'oignon. Cuire pendant 1 minute. • Ajoutez les champignons, le thym et la marjolaine et cuire pendant 5 minutes pour attendrir les champignons. Ajoutez le tamari et sautez quelques secondes. • Dissoudre l'arrow-root dans 1 tasse d'eau. Ajoutez l'eau restante et refaire bouillir la soupe. Continuer à cuire 5-6 minutes en remuant souvent pour épaissir la soupe. • Ôtez du feu. Ajouter moitié moitié (moitié crème, moitié lait) ou le lait de noix de coco. Versez la soupe dans un mixeur, et mélangez jusqu'à obtenir un velouté. Servez.		

Valeur nutritive

Calories	182	156	128
Lipides	11g	10g	9g
Glucides	15g	13g	11g
Protéines	10g	8g	5g
Temps de préparation : 15 minutes		Nombre de portions : 4	

Soupe d'asperges et d'artichauts

	Type Protéine	Type Mixte	Type Glucide
Ingrédients	• 1boite d'1/4 de cœurs d'artichauts • 1 échalote moyenne ou 2 petit oignons verts hachés • 1 botte d'asperges, coupées • 1 boite de châtaignes d'eau coupées • 1 cs d'estragon frais ou 1 ½ cc séché • 3 tasses d'eau filtrée ou de bouillon de légumes • 10 branches de cresson cassées		
	• ½ tasse de beurre de noix de macadamia ou de noix de cashew	• ¼ tasse de beurre de noix de macadamia ou de noix de cashew	• ¼ tasse de beurre de noix de macadamia ou de noix de cashew
Préparation	• Faites égoutter les artichauts dans une casserole. Hachez les artichauts grossièrement et mettez de côté. • Dans la casserole ajoutez du beurre, l'échalote hachée ou l'oignon et les asperges coupées. Faites frémir pendant 4-5 minutes jusqu'à ce que les asperges soient tendres à la pointe de la fourchette. • Ajoutez les artichauts, les châtaignes d'eau, l'assaisonnement de légumes et les feuilles d'estragon. Faites chauffer. • Aoutez de tasses d'eau ou de bouillon de légumes. Pendant ce temps ajoutez le reste de l'eau ou du bouillon graduellement dans le beurre de noix jusqu'à ce qu'il soit velouté et ajoutez le à la soupe. Remuez la soupe fréquemment en chauffant à feu doux jusqu'à température. Ne pas porter à ébullition. • Goûtez pour assaisonner. Servir tel quel ou légèrement passé au mixeur. Remplir des bols et garnir chacun d'eau avec quelques branches de cresson.		

Valeur nutritive

Calories	217	198	149
Lipides	12g	9g	3g
Glucides	27g	27g	28g
Protéines	6g	6g	5g
Temps de préparation : 10 minutes	Nombre de portions : 4		

Soupe de légumes naturelle

	Type Protéine	Type Mixte	Type Glucide
Ingrédients	• 2 cs de beurre cru ou bio • 2 gousses d'ail écrasées • ½ tasse d'oignon rouge • 1 cs de thym séché • 1 cs de marjolaine séchée • ½ cs de sel de mer • ½ cs de poivre noir • 4 tasses de bouillon de poulet, de légumes ou d'eau • 1 cs de sauce de soja tamari • 1 ½ tasse de vin blanc si désiré • 1 livre de pois mange-tout • ½ tasse de persil haché		
	• 2 tasses de céleri • 1 livre de champignons • Aloyau, bavette ou cuisses de poulet (à ajouter après avoir été sauté dans l'ail)	• 1 livre de champignons, de morceaux de courgettes et de brocoli ou des poivrons rouges ou verts coupés • Aloyau, bavette ou cuisses de poulet (à ajouter après avoir été sauté dans l'ail)	• 1 grosse carotte coupée • 1 livre de morceaux de courgettes et de brocoli ou des poivrons rouges ou verts coupés
Préparation	• Chauffez une large poêle à feu moyen. Ajoutez le beurre. Quand il est chaud ajoutez l'ail et les oignons hachés. Sauté en remuant jusqu'à ce qu'ils soient translucides. • Ajoutez le céleri, les carottes, les champignons, les épices, le sel et le poivre. Couvrez et laissez cuire en remuant de temps en temps jusqu'à ce que les légumes soient tendres pendant environ 7-8 minutes. • Ajoutez le bouillon, ou l'eau et le vin couvrez et laissez mijoter pendant 10-20 minutes. Laissez reposer si vous avez le temps. • Remuez le tamari, le vin, les pois mange-tout et le persil. Laissez mijoter pour encore quelques minutes.		

Valeur nutritive

Calories	354	350	249
Lipides	12g	12g	9g
Glucides	30g	30g	27g
Protéines	18g	18g	15g

Temps de préparation : 25 minutes   Nombre de portions : 4

Soupe de brocoli mixée

	Type Protéine	Type Mixte	Type Glucide
Ingrédients	• 2 oignons verts moyens grossièrement hachés • 2 gousses d'ail émincées • 1 cs de basilic séché • 4 tasses de bouillon de poulet ou de légumes • 1 cc de sel de mer ou d'algues • 2 pincées de sauce au piment		
	• 4 tasses d'épinards hachés • ½ brocoli • 1 cs d'huile de noix de coco • 2 tasses de lait de noix de coco	• 2 tasses d'épinards, de topinambour, de courge verte, de chou frisé, ou d'autre feuilles de légumes vert sombre hachés • 1 cs d'huile de noix de coco • 2 tasses de lait de noix de coco	• 3 tasses d'épinards, de topinambour, de courge verte, de chou frisé, ou d'autre feuilles de légumes vert sombre hachés • 2 cs d'huile de noix de coco • 1 tasses de lait de noix de coco
Préparation	• Dans un grand fait-tout faites fondre l'huile de noix de coco et sautez les oignons verts et l'ail pendant 1-2 minutes jusqu'à ce qu'ils soient translucides. • Ajoutez le brocoli et remuez. Cuire à feu moyen en remuant jusqu'à ce que le brocoli devienne vert clair. • Ajoutez le basilic et les autres légumes verts hachés. Couvrez et sautez à la vapeur pendant 3-4 minutes de plus. • Transférez les légumes dans le robot de cuisine ou le mixeur. Si vous utilisez un mixeur faites le en deux fois. Ajoutez un peu de liquide et continuer jusqu'à ce que les légumes soient onctueux. • Ajoutez le reste des liquides, le sel et la sauce pimentée. Mixez jusqu'à ce que le tout soit bien onctueux. Goûtez. Réchauffez doucement, si nécessaire pour porter à bonne température (ce n'est habituellement pas nécessaire).		

Valeur nutritive

	Type Protéine	Type Mixte	Type Glucide
Calories	382	335	298
Lipides	31g	28g	18g
Glucides	20g	17g	26g
Protéines	12g	11g	13g

Temps de préparation : 15 minutes   Nombre de portions : 4

Velouté d'avocat

	Type Protéine	Type Mixte	Type Glucide
Ingrédients	• 1 gousse d'ail • 2 tasses d'eau filtrée • ½ tasse de jus de citron fraichement pressé • 1 cs d'assaisonnement de légumes ou d'algues • ¼ tasse de persil frais		
	• 4 avocats mûrs moyens, pelés et dénoyautés • Mixez 1/3 tasse de noix de cashew ou de beurre de graines de sésame avec ½ tasse d'eau jusqu'à ce que ce soit onctueux.	• 4 avocats mûrs moyens, pelés et dénoyautés • 2 tasses de morceaux d'asperges fraichement blanchies	• 1 grosse carotte coupée • 1 livre de courgettes en morceaux et de brocoli ou des poivrons verts ou rouges coupés
Préparation	• Utilisez un mixeur ou un robot de cuisine et mixez les avocats, l'ail, l'eau et le jus de citron jusqu'à ce que ce soit onctueux. • Ajoutez l'assaisonnement de légumes et le persil. Mixez pendant une minute. Servez comme salade rafraichissante, comme soupe crue ou comme sauce.		

Valeur nutritive

Calories	379	299	150
Lipides	32g	27g	11g
Glucides	22g	18g	13g
Protéines	7g	4g	4g

Temps de préparation : 5 minutes   Nombre de portions : 4

Soupe à l'oignon française rapide

	Type Protéine	Type Mixte	Type Glucide
Ingrédients	• 2 cs d'huile de noix de coco crue ou de beurre bio • 2 gousses d'ail émincées • 1 cs de thym séché • 2 cs de marjolaine séchée • ¼ tasse de sauce tamari sans farine		
	• 2 quarts de bouillon de poulet • 2 oignons moyens pelés et coupés en rondelles • 2 cs de parmesan râpé • 2 cs de graines mélangées • 1 livre de champignons brossés et coupés	• 2 quarts d'eau filtrée, de bouillon de légumes ou de bouillon de poulet fermier • 3 oignons moyens pelés et coupés en rondelles • 1 livre de champignons brossés et coupés	• 2 quarts de bouillon de légumes • 3 oignons moyens pelés et coupés en rondelles
Préparation	• Dans une grande poêle faites fondre l'huile à feu moyen. Ajoutez l'ail et les oignons et cuire pendant quelques minutes pour qu'ils deviennent translucides. Ajoutez les champignons et cuisez en remuant souvent jusqu'à ce que les champignons soient tendres, pendant 2-3 minutes de plus. Pour plus de goût et si vous avez le temps, sautez les oignons façon caramel. • Remuez le thym et la marjolaine dedans, 1 cs de tamari. Sautez pendant quelques secondes pour le goût se développe. • Ajoutez de l'eau et portez la soupe à ébullition. Réduisez le feu et faites mijoter pendant 5 minutes de plus. Ajoutez le reste du tamari et servez. • Pour les types Glucide, servez avec le parmesan et le mélange de graines.		

Valeur nutritive

Calories	348	314	235
Lipides	16g	13g	7g
Glucides	30g	33g	35g
Protéines	21g	19g	9g
Temps de préparation : 15 minutes Nombre de portions : 4			

Gazpacho

	Type Protéine	Type Mixte	Type Glucide
Ingrédients	• 6 tomates moyennes • 2 gros concombres • 1 petit oignon rouge • 1 courgette moyenne hachée • 3 gousses d'ail moyenne écrasées • 1 poivron vert moyen • ¾ tasse d'herbes aromatiques fraiches : persil, basilic, ciboulette • 2 cs jus de citron ou 1 cs de vinaigre de vin • 1 cc de sel de mer ou d'assaisonnement de légumes Spike • ½ cc de poivre de Cayenne ou 1 pimenté égrené • 1 cc de graine de cumin moulu • 2 tasses de bouillon de légumes ou de jus de tomates		
	Non approprié pour les types Protéines	• 2 cs d'huile d'olives extra vierge	• 1 cs d'huile d'olives extra vierge
Préparation	• Dans le mixeur mettez les tomates, les concombres, les oignons, les courgettes, l'ail et le poivron vert et mixer en gros morceaux. • Ajoutez les herbes aromatiques, le jus de citron, l'huile, le sel, le poivre de Cayenne ou le piment et le cumin. Mixez encore quelques tours et mélangez avec le jus de tomates. • Transférez dans un grand saladier ou un récipient en verre. Mettez au réfrigérateur au moins 1 heure avant de servir.		

Valeur nutritive

Calories	-	197	167
Lipides	-	10g	6g
Glucides	-	25g	25g
Protéines	-	7g	7g
Temps de préparation : 10 minutes Nombre de portions : 4			

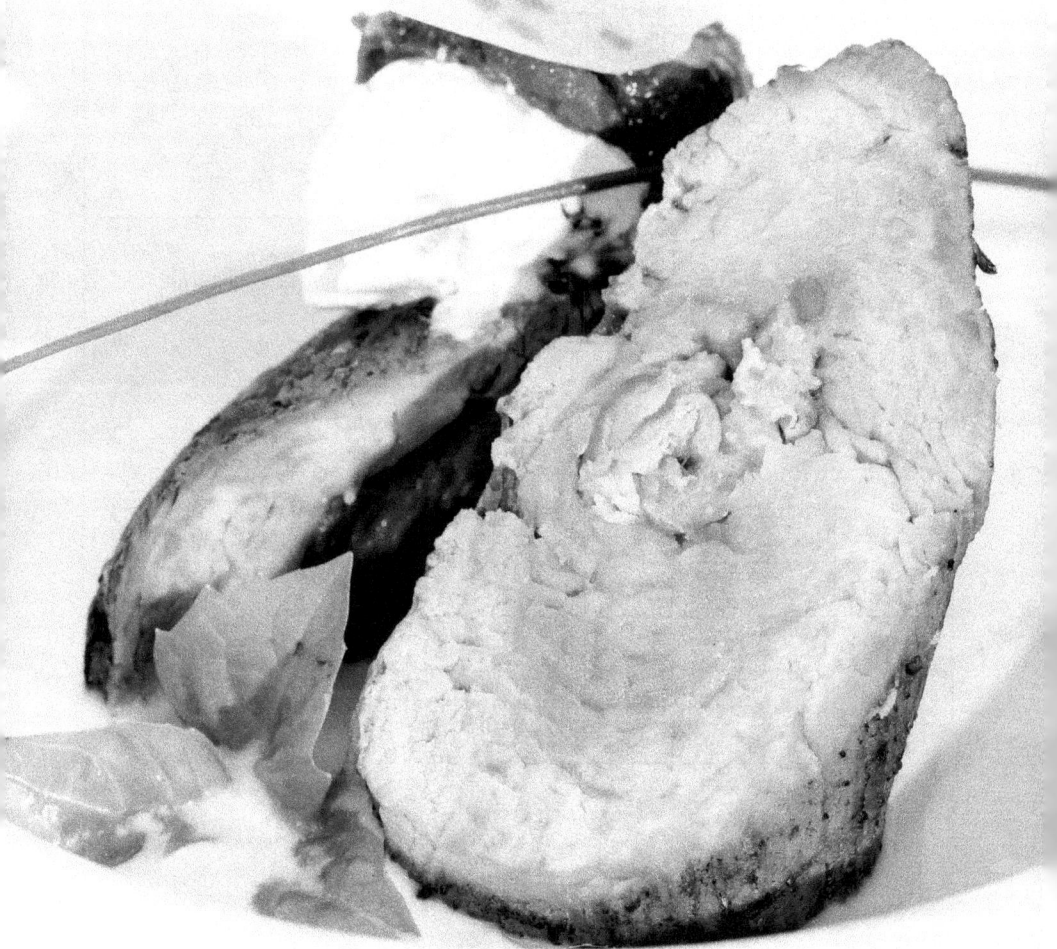

Les viandes

Ragout de bœuf

	Type Protéine	Type Mixte	Type Glucide
Ingrédients	• 1 ½ tasse de bouillon de bœuf naturel • 1 cc de sel • une pincée de poivre noir • 1 cs d'origan fraichement haché • 1 cs de sauce de soja • 1 cs de vinaigre		
	• 1 ½ livre de bœuf ou de bison de pâture • 2 cs de persil finement haché • 1 oignon pelé et haché	• 1 ½ livre de bœuf de pâture • 2 cs de persil finement haché • 2 oignons pelés et hachés	• ½ livre de bœuf de pâture • ½ tasse de persil finement haché • 2 oignons pelés et hachés • 4 carottes
Préparation	• Cuire la viande et les oignons dans un peu de bouillon à feu moyen. Mettre de côté. • Ajouter les ingrédients restants. • Laisser mijoter pendant 1 heure et servez la viande.		

Valeur nutritive

	Type Protéine	Type Mixte	Type Glucide
Calories	158	152	140
Lipides	3,2g	3,1g	3g
Glucides	1,5g	1,5g	1,3g
Protéines	24g	24g	22,4g

Temps de préparation : 15 minutes   Nombre de portions : 4

Galettes de bœuf du petit déjeuner

	Type Protéine	Type Mixte	Type Glucide
Ingrédients	• ¼ oignon finement haché • ¼ - 1-2 cc sel de mer • ½ cs poivre noir ou de Cayenne • ¼ cs de cannelle • ¼ d'épices mélangés • 1 cs de marjolaine finement hachée		
	• 1 ½ livre de bœuf de pâturage • 1 cs de persil finement haché	• 1 livre de bœuf de pâturage • 2 cs de persil finement haché	• 1 livre de bœuf de pâturage • 2 cs de persil finement haché
Préparation	• Mixez tous les ingrédients dans un saladier. • Formez 12 galettes avec la viande. • Chauffez un peu d'huile dans une poêle à feu moyen et cuire les galettes environ 3 minutes de chaque côté de façon à ce qu'elles soient dorées à l'extérieur et un peu saignantes à l'intérieur. • Les faire frire en début de semaine, les mettre au réfrigérateur et en manger quelques-unes chaque matin (ou en encas l'après-midi).		

Valeur nutritive

Calories	165	155	150
Lipides	9g	7,2g	6g
Glucides	1,5g	1,3g	1,25g
Protéines	24g	24g	23,6g
Temps de préparation : 25 minutes Nombre de portions : 4			

Spaghetti Squash with Beef Ragu

	Type Protéine	Type Mixte	Type Glucide
Ingrédients	• 3-4 poivrons rouges grillés • ¼ - ½ tasse de basilic frais, grossièrement haché • 3 gousses d'ail finement hachées		
	• ½ tasse d'huile d'olives extra vierge • ½ oignon finement haché • 2 tomates • 1 spaghetti de chou-rave • 1 livre de bœuf ou de bison de pâturage	• ½ tasse d'huile d'olives extra vierge • 1 oignon finement haché • 2 tomates • 1 spaghetti de courge • 1 livre de bœuf de pâturage	• ¼ tasse d'huile d'olives extra vierge • 1 oignon finement haché • 3 tomates • 1 spaghetti de courge • 1 livre de dinde
Préparation	• Coupez les tomates par moitié ou en quartiers et mixez les avec les poivrons grillés et le basilic jusqu'à ce qu'ils soient de la texture que vous désirez (soit avec des morceaux soit complètement onctueux). • Dans un sauteuse à feu moyen, chauffez l'huile d'olives. Ajoutez l'oignon et sautez pendant 1-2 minutes, ajoutez alors l'ail et le bison. • Salez poivrez le bœuf et cuire pendant 4-5 minutes pour qu'il soit brun mais encore un peu rose. Une fois fait, ajoutez la purée de tomates et de poivrons. • Mettez à plein feu et laissez mijoter pendant 10 minutes. • Pendant que la sauce mijote coupez la courge par moitié et égrenez. • Passez au microondes pendant 7-8 minutes pour attendrir. • Grattez l'intérieur comme des spaghetti avec une fourchette, saupoudrez d'huile ou de beurre et servez avec le ragoût dessus.		

Valeur nutritive

Calories	161	158,7	154
Lipides	9,6g	9g	8,3g
Glucides	12g	11,6g	10,1g
Protéines	18,5g	18,5g	17g
Temps de préparation : 30 minutes		Nombre de portions : 4	

Poitrine de bœuf à la sauce Chu Hou

	Type Protéine	Type Mixte	Type Glucide
Ingrédients	• 1 daikon • 3 tranches de gingembre • 3 étoiles d'anis • 1 oignon vert • 2 cs de pâte de Chu Hou • 2 litres d'eau • 2 cs de sauce de soja allégée • 2 cs de sauce d'huitres		
	• 1 livre de poitrine bœuf coupée en morceaux	• 1 livre de poitrine de bœuf coupée en morceaux	Non approprié pour le type Protéines
Préparation	• Ajoutez le bœuf en morceaux dans de l'eau bouillante et blanchir pendant 3 minutes. • Épluchez le daikon et coupez le en morceaux. Mettre de côté. • Chauffez un wok à feu moyen et ajoutez 2 cs d'huile et sautez le gingembre et la pâte de Chu Hou pour libérer l'arôme. Mettez-y la poitrine de bœuf et bien mélanger. • Ajoutez l'anis et un peu de morceau de sucre avec de l'eau recouvrant le tout. Portez à ébullition, mettez tous les ingrédients dans un pot sous vide(un fait-tout thermal) pour cuire jusqu'à cuisson complète. Chauffez le premier pot pour un meilleur résultat. • Si vous n'avez pas de fait-tout sous vide, voici une bonne méthode pour cuire une belle poitrine de bœuf. Cuire pendant 30 minutes. Coupez le feu pendant 15 minutes et répéter 3 fois le processus. • Que vous utilisiez ou non un fait-tout sous vide, quand le bœuf est cuit rallumez le feu et pendant qu'il bout ajoutez le daikon en morceaux et remuez bien. Retirer du feu et laissez pendant 15 minutes. Mettre à nouveau sur le feu et portez à ébullition. • Ajouter l'assaisonnement pour épaissir la sauce à la consistance préférée. • Mettez 1 ou 2 feuilles de salade sur un plat. Versez le bœuf dessus. Parsemez d'oignon vert. Servir chaud.		

Valeur nutritive

Calories	285	285	-
Lipides	9,1g	9,1g	-
Glucides	2,9g	2,9g	-
Protéines	43,8g	43,8g	-
Temps de préparation : 60 minutes	Nombre de portions : 4		

Bœuf ou porc frit au poivre

	Type Protéine	Type Mixte	Type Glucide
Ingrédients	• 1 cs d'ail émincée • 1 cs de poivre noir moulu • 2 cs d'huile • sel de mer selon le goût • Marinades : 2 cs de sauce de soja allégée, 1 cs de sauce Worcestershire, 1 cs de poivre noir moulu • Assaisonnement : 1 cs de sauce Worcestershire, 1 cs de sauce de soja allégée, 1 cs de miel		
	• 300 g de filet de bœuf • 1 oignon	• 300 g de filet de bœuf • 1 oignon	• 300 g de porc maigre haché • 1 oignon
Préparation	• Coupez le bœuf. Bien mélanger avec la marinade. Tranchez l'oignon et mettre de côté. • Chauffez un wok à feu moyen. Faire frire l'oignon. Mettre l'oignon sur les parois du wok. • Ajoutez l'ail au milieu du wok. Augmentez le feu, mettez les dés de bœuf et tournez les. Frire jusqu'à ce qu'ils soient bruns. • Mélangez et remuez les ingrédients ensemble. Couvrez et cuire jusqu'à ce que de la vapeur s'échappe du wok. Ajoutez l'assaisonnement et bien mélanger. Saupoudrez de poivre noir et ajoutez du sel si nécessaire. • Assurez-vous de frire le bœuf à haute température. En le faisant, la surface sera cuira rapidement et le jus de la viande restera à l'intérieur. Si la température du wok est insuffisante, vous perdrez le jus de la viande et le plat deviendra trop aqueux.		

Valeur nutritive

Calories	202,8	200	197,5
Lipides	11,1g	10,2g	9,8g
Glucides	12,1g	12g	11,9g
Protéines	14,9g	14,8g	14g
Temps de préparation : 15 minutes		Nombre de portions : 4	

Porc aux choux de Bruxelles

	Type Protéine	Type Mixte	Type Glucide
Ingrédients	• ¼ tasse d'huile d'olives extra vierge • sel et poivre selon le gout		
	• 2 côtelettes de porc • 1 livre d'asperges	• 2 côtelettes de porc • ½ livre d'asperges • ½ livre de choux de Bruxelles	• 2 filets de porc • 1 livre de choux de Bruxelles
Préparation	• Nettoyez les choux de Bruxelles. Râpez les au robot de cuisine. Mettez de côté. • Salez et poivrez légèrement les côtelettes de porc. Chauffez une cuillère d'huile à feu moyen. Attendre que l'huile soit chaude pour y mettre les côtelettes. • Faire brunir le porc pendant 4 minutes de chaque côté. Si nécessaire ajoutez un couvercle et cuire pendant 4 minutes supplémentaires. • Pendant que les côtelettes cuisent, chauffez ¼ d'huile d'olive à feu moyen. Ajoutez les choux de Bruxelles râpés et sautez jusqu'à ce qu'ils soient tendres et dorés, environ 10 minutes. • Ajoutez plus d'huile si nécessaire quand les choux de Bruxelles cuisent. • Salez et poivrez selon le goût.		

Valeur nutritive

Calories	345	345	339
Lipides	17g	17g	15g
Glucides	4g	4g	3,2g
Protéines	42g	42g	39g
Temps de préparation : 25 minutes		Nombre de portions : 2	

Riz aux légumes et au porc frit

	Type Protéine	Type Mixte	Type Glucide
Ingrédients	• 1 oignon blanc ou jaune coupé finement • 1 cs de tamari • 1 gousse d'ail finement hachée • 1 tasse de pois congelés • 4 échalotes hachées grossièrement		
	• ¾ d'estomac de porc cru ou déjà cuit coupé en dés • 1 cs de sésame • 4 cs d'huile de coco • 1 petite tête de chou-fleur passée au mixeur • 2 œufs battus	• ¾ d'estomac de porc cru ou déjà cuit coupé en dés • 1 cs de sésame • 2 cs d'huile de coco • 1 petite tête de chou-fleur passée au mixeur • 2 œufs battus	• ¾ de porc maigre cru ou déjà cuit coupé en dés • 1 cs de sésame • 1 cs d'huile de coco • 1 petite tête de chou-fleur passée au mixeur • 2 œufs battus
Préparation	• Chauffez un wok à feu élevé et ajoutez une cuillérée d'huile. Ajoutez l'oignon et sautez le doré environ 2 minutes. • Ajoutez la viande et 1 cuillérée de tamari. Sautez 2-3 minutes (ou plus si nécessaire pour la viande crue). • Ajoutez le restant de l'huile, l'ail et le chou-fleur/ brocoli. Sautez 2-3 minutes. • Ajoutez les œufs et le tamari restant. Remuez sans cesse en cuisant les œufs, ajoutez alors les pois et les échalotes hachées. • Cuire encore 1-2 minutes.		

Valeur nutritive

Calories	262	256	241,7
Lipides	15g	13g	10g
Glucides	18g	16g	14g
Protéines	26g	26g	24g

Temps de préparation : 15 minutes   Nombre de portions : 3

Porc et carottes grillés aux épices

	Type Protéine	Type Mixte	Type Glucide
Ingrédients	• 1 cc de poudre de piment ancho • 1 cc de cumin • ½ cc de cannelle • ½ cc de sel de mer • 8 carottes épluchées et coupées dans la longueur		
	• 2 cotes de porc d'1 ½ cm d'épaisseur • 4 cs de beurre bio	• 2 cotes de porc d'1 ½ cm d'épaisseur • 3 cs de beurre bio	• 2 cotes de porc d'1 ½ cm d'épaisseur • 1 ½ cs de beurre bio
Préparation	• Chauffez le gril à feu moyen. • Faire fondre le beurre et mélanger avec le sel et les épices. Aspergez la mixture de beurre sur les carottes de façon à les recouvrir, les mélangeant si nécessaire avec la main. • Brossez le beurre restant sur les deux côtés des côtelettes. • Grillez pendant 5 minutes les côtelettes et les carottes des deux cotés et les retirer de la chaleur directe (si vous le faites au charbon de bois) ou baissez le feu (avec un gril au gaz) et couvrez le grill pour 3 minutes supplémentaires. • Les carottes sont tendres à ce moment et peuvent être retirées du grill pendant que le porc peut nécessiter quelques minutes de plus. • Aspergez le porc et les carottes de sel pour terminer.		

Valeur nutritive

Calories	437	402	387
Lipides	29g	26g	22g
Glucides	20g	19,1g	17g
Protéines	26g	26g	25,6g

Temps de préparation : 25 minutes   Nombre de portions : 2

Hachis de porc et de radis

	Type Protéine	Type Mixte	Type Glucide
Ingrédients	• ½ oignon blanc ou jaune finement haché • 1 grosses botte de radis (env. 10) hachés en petits morceaux • ½ tasse de bouillon de bœuf ou de poulet • ¼ tasse de persil finement haché • sel de mer et poivre selon le goût		
	• 2-3 tasse de côtelettes de porc haché en petits morceaux • 3 cs de beurre bio, de saindoux ou d'huile d'olives extra vierge	• 2-3 tasse de côtelettes porc et de porc maigre haché en petits morceaux • 2 cs de beurre bio, de saindoux ou d'huile d'olives extra vierge	• 2-3 tasse de porc maigre haché en petits morceaux • 1 cs de beurre bio, de saindoux ou d'huile d'olives extra vierge
Préparation	• Faire fondre la graisse dans une poêle à feu moyen et ajoutez l'oignon et les radis. Sautez 5 minutes. Ajoutez le porc et le bouillon. Faire mijoter 5 minutes de plus jusqu'à évaporation du liquide. • Garnir avec le persil. • Salez et poivrez selon le goût.		

Valeur nutritive

Calories	547	512	493
Lipides	31g	28,4g	26g
Glucides	4g	3,6g	3,1g
Protéines	59g	57g	56g
Temps de préparation : 20 minutes		Nombre de portions : 2	

Aubergine façon Sichuan

	Type Protéine	Type Mixte	Type Glucide
Ingrédients	<ul><li>1 ½ aubergine asiatique (longue et fine)</li><li>2 cs d'huile d'olives extra vierge</li><li>¼ tasse de bouillon de poulet</li><li>2 cs de miel</li><li>½ cs de sauce de soja</li><li>½ - 1 ½ cs de pâte de piment</li><li>2 cs de grains de poivre de Sichuan écrasés (optionnel, mais non authentique sans)</li><li>3 cs de gingembre fraichement râpé</li><li>5 gousses d'ail émincées</li><li>2 cs de vinaigre de Chinkiang ou de cidre de pommes</li><li>4 échalotes hachées grossièrement</li><li>coriandre pour garnir (optionnel)</li></ul>		
	• 3 cotes de porc de 1 ½ cm d'épaisseur	• 2cotes de porc de 1 ½ cm d'épaisseur	• 1 cotes de porc de 1 ½ cm d'épaisseur
Préparation	<ul><li>Couper l'aubergine en quatre dans le sens de la longueur et coupez en gros bâtonnets et mettre de côté.</li><li>Dans un petit saladier, mélanger ensemble le bouillon de poulet, le miel et la sauce de soja et mettre de côté.</li><li>Dans un deuxième saladier, mélanger ensemble la pâte de piment, l'ail, le gingembre et les grains de poivre de Sichuan et mettre de côté.</li><li>Dans un troisième saladier, mélangez les échalotes et le vinaigre et mettez de côté.</li><li>Mettre l'huile dans le wok ou un grande sauteuse et chauffer à feu moyen jusqu'à ce que l'huile fume presque.</li><li>Ajouter l'aubergine et sautez jusqu'à ce qu'elle soit dorée.</li><li>Ajoutez la pâte de piment, l'ail, le gingembre et les grains de poivre et sautez pour faire sortir l'arôme environ 30 secondes.</li><li>Ajoutez la mixture de bouillon de poulet, baissez le feu et faire mijoter 90 secondes.</li><li>Ajoutez les échalotes et le vinaigre et cuire 15 secondes pour diffuser l'arôme.</li><li>Garnir avec le coriandre et servir.</li></ul>		

Valeur nutritive

Calories	294	254	194
Lipides	7,8g	9,52g	8g
Glucides	23g	23g	23g
Protéines	39g	26,2g	14,2g

Temps de préparation : 10 minutes   Nombre de portions : 2-4

Salade grecque à l'agneau

	Type Protéine	Type Mixte	Type Glucide
Ingrédients	• ½ tasse d'herbes de Provence comme l'aneth, l'origan, le persil • Sel de mer selon le goût • 2 cœur de romaine finement hachée • 1 tasse d'olives dénoyautées • ¼ tasse de jus de citron • ½ tasse d'huile d'olives extra vierge		
	• 1 livre d'agneau haché • 1 gros ou 2-4 petits concombres hachés • 1 tomate hachée	• 1 livre d'agneau haché • 1 gros ou 2-4 petits concombres hachés • 1-2 tomate hachée	• ½ livre d'agneau haché • 1 gros ou 2-4 petits concombres hachés • 1-2 tomate hachée
Préparation	• Sautez l'agneau haché avec les herbes 6-8 minutes ou jusqu'à cuisson. • Ajoutez le sel selon le goût • Combinez la viande avec la romaine, les tomates, le concombre et les olives. • Fouettez ensemble le jus de citron et l'huile. Aspergez sur la salade.		

Valeur nutritive

Calories	283	275	220
Lipides	10g	10g	5g
Glucides	16g	16g	16g
Protéines	28g	28g	14g
Temps de préparation : 20 minutes Nombre de portions : 3			

Bœuf coréen avec un bol de riz aux légumes

	Type Protéine	Type Mixte	Type Glucide
Ingrédients	• 4 gousses d'ail finement hachées • ½ tasse de tamari • 2 cs vinaigre de vin de riz • ¼ tasse d'huile de graines de sésame grillées • 2 carottes râpées ou coupées très finement • 1 tasse d'épinards congelés ou 2 grosses poignées d'épinards frais • ½ livre d'aloyau ou de bavette finement tranché • 2 œufs • Garniture optionnelle : 1 feuille d'algue séchée (nori), coupé en fines lamelles, 1 cs de graines de sésame légèrement grillées, 3 échalotes hachées		
	• 5 champignons shiitake frais tranchés • 2 tasse de chou-fleur râpé	• 3 champignons shiitake frais tranchés • 2 tasse de chou-fleur râpé	• 2 champignons shiitake frais tranchés • 2 tasse de chou-fleur râpé
Préparation	• Mélanger ensemble l'ail, le tamari, le vinaigre et l'huile de sésame • Placez le bœuf et les champignons dans des bols séparés et versez la moitié de la marinade dans chaque. • Chauffer le chou-fleur râpé au microondes 2-4 minutes. Séparer en deux bols. • Chauffer une cs d'huile (sésame, de noix de coco ou d'olives) dans un wok ou une grande poêle. Quand vous sautez chaque ingrédient ajouter de l'huile si nécessaire. • Quand chaque ingrédient est cuit, séparer dans les deux bols de riz de chou-fleur. • Sauter et dorer les carottes 1 minute. Retirer de la poêle. • Ajouter les épinards à la poêle et sauter jusqu'à ce qu'ils soient chauds. Retirer de la poêle. • Casser les œufs dans la poêle et frire jusqu'à cuisson désirée. Retirer de la poêle. Laisser les œufs entiers ou si le jaune est ferme, les couper en tranches. • Remonter le feu et ajouter un peu d'huile dans la poêle. Sortir le bœuf de la marinade (en gardant la marinade dans le saladier) et sauter jusqu'à cuisson 3-5 minutes. Ôter de la poêle. • Verser le reste de la marinade dans la pôle et porter à ébullition 3 minutes. • Verser la moitié de la marinade sur chaque bol de riz. • Ajouter la garniture optionnelle d'algues séchées, de graines de sésame et d'échalotes.		

Valeur nutritive

Calories	515	509	501
Lipides	5,5g	5,3g	5,1g
Glucides	97g	94g	92,3g
Protéines	17,9g	17,5g	17g
Temps de préparation : 30 minutes Nombre de portions : 2			

Ragoût de venaison

	Type Protéine	Type Mixte	Type Glucide
Ingrédients	• 1 oignon moyen • 2 cs de thym • 1 cs de cannelle moulue • 1 cc de zest d'orange • 3 tasse de bouillon de bœuf naturel • ½ tasse de canneberges fraiches • sel de mer et poivre		
	• 2 livres de venaison • 3 cs d'huile de noix de coco ou de beurre • 3 chouraves moyens épluchés et hachés • 6 branches de céleri coupées en diagonale	• 1 ½ livre de venaison • 2 cs d'huile de noix de coco ou de beurre • 3 chouraves moyens épluchés et hachés • 3 branches de céleri coupées en diagonale	• 1 ½ livre de venaison • 1 ½ cs d'huile de noix de coco ou de beurre • 3 chouraves moyens épluchés et hachés • 3 tasses de chou haché • 3 branches de céleri coupées en diagonale
Préparation	• Salez et poivrez la venaison • Dans une grande sauteuse, sauter à feu moyen l'oignon et le céleri dans l'huile de noix de coco jusqu'à ce que l'oignon devienne translucide. Ôter les légumes et garder. • Ajouter la venaison et dorer. Ajouter le thym, la cannelle, le zest d'orange et remuer pour bien mélanger. Ajouter les canneberges, le chourave les légumes sautés et le bouillon. • Chauffer jusqu'à ébullition. Couvrir et laisser mijoter à feu moyen ou doux 45-50 minutes ou jusqu'à ce que la venaison soit tendre.		

Valeur nutritive

Calories	380	384	322
Lipides	9g	8g	4g
Glucides	15g	48g	48g
Protéines	57g	30g	21g
Temps de préparation : 15 minutes	Nombre de portions : 6		

Boulettes de bœuf à la sauce de champignons

	Type Protéine	Type Mixte	Type Glucide
Ingrédients	• 1 cs de flocons d'oignon séché • 2 cs de persil finement haché • 2 cc de thym • 1 œuf moyen entier • ½ petit oignon finement haché • 2 cs de farine de haricots, d'arrowroot ou farine de soja • 2 tasse d'eau filtrée • 1 cs de tamari • ½ cc de sauce Worcestershire		
	• 1 livre de bœuf de pâturage • 12 champignons tranchés • 2 cs d'huile de noix de coco • ¼ tasse de crème fraiche	• 1 livre de bœuf de pâturage • 8 champignons tranchés • 2 cs d'huile de noix de coco • ¼ tasse de crème fraiche	• 1 livre de bœuf de pâturage • 8 champignons tranchés • 1 cs d'huile de noix de coco
Préparation	• Mélanger la viande avec les flocons d'oignon, le persil, 1 cs de thym et l'œuf. Faire en boulettes. • Chauffer à feu moyen une sauteuse. Faire fondre l'huile de noix de coco, ajouter l'oignon et ajouter les boulettes et 1 cc de thym. Sauter rapidement, dorer sur chaque côté environ 2 minutes. Ajouter les champignons et le reste du thym et sauter encore 1-2 minutes. • Ajouter la farine et remuer pour couvrir. Chauffer 20-30 secondes. Remuer et cuire en remuant souvent pour épaissir. Retirer du feu et ajouter en remuant la crème, la sauce de soja et la crème. Prêt à servir.		

Valeur nutritive

Calories	428	342	270
Lipides	33g	23g	15g
Glucides	7g	7g	6g
Protéines	26g	28g	28g
Temps de préparation : 15 minutes Nombre de portions : 4			

Bœuf sauté

	Type Protéine	Type Mixte	Type Glucide
Ingrédients	• 2 gousses d'ail moyennes • 1 morceau de gingembre de deux cm • 1 petit poireau, lavé et coupé en rondelles • 4 tasse de chou chinois effeuillé • 8 champignon coupés par moitié • 1 poivron rouge moyen coupé en lamelles • 250g pois mange-tout coupés en diagonale • 1 cs de sauce tamari		
	• 1 livre d'aloyau coupé en morceaux de 3 cm • 2 cs d'huile de noix de coco	• 1 livre d'aloyau ou de steak coupé en morceaux de 3 cm • 2 cs d'huile de noix de coco	• 350g de filet de bœuf coupé en morceaux de 3 cm • 1 cs d'huile de noix de coco
Préparation	• Chauffez le wok ou une poêle à feu moyen, ajoutez l'huile de noix de coco, l'ail, le gingembre et les rondelles de poireaux. Sautez pour ramollir. • Ajoutez la viande et sautez 1-2 minutes. Retirer la viande de la poêle et garder couvert. Ôter le gingembre. • Ajouter le chou chinois et les moitiés de champignons à la poêle et griller pour attendrir le chou. Ajouter les lamelles de poivron et les petit-pois 1-2 minutes de plus. Ajouter le bœuf déjà cuit.		

Valeur nutritive

Calories	338	300	221
Lipides	19g	12g	7g
Glucides	12g	11g	11g
Protéines	32g	38g	29g

Temps de préparation : 15 minutes   Nombre de portions : 4

Steak rôti aux herbes de saisons

	Type Protéine	Type Mixte	Type Glucide
Ingrédients	• 2 cs huile de noix de coco • 2 cs moutarde de Dijon • 2 cs raifort râpé ou préparé • 2 cs thym • 1 cs graines de céleri moulu • 1 cs poudre d'oignon • 1 cs sel de mer • ½ cs poivre noir fraichement moulu		
	• 1 livre d'aloyau	• 1 livre d'aloyau	• 1 livre de lamelles de steak d'autruche
Préparation	• Sortir la viande au moins ½ h avant de cuisiner. Préchauffer le grill. Mettre le grill sur les taquets du haut. • Passer l'huile de noix de coco sur les deux côtés du steak. Mélanger la moutarde de Dijon et le raifort et étaler sur les deux côtés de la viande. Placer le steak sur une plaque graissée. • Dans une petite tasse, mélanger le thym, le céleri, la poudre d'oignon, le sel et le poivre. Diviser la mixture et asperger les deux côtés de la viande. • Griller le steak 3-4 minutes de chaque côté ou brun sur le dessus. Mettre sur un plat de service et laisser reposer 1 minute. • Couper et servir.		

Valeur nutritive

Calories	315	254	176
Lipides	18g	14g	6g
Glucides	2g	2g	2g
Protéines	35g	28g	27g

Temps de préparation : 10 minutes   Nombre de portions : 5

Côtelettes d'agneau citronnées aux herbes

	Type Protéine	Type Mixte	Type Glucide
Ingrédients	• 1 cs de zest de citron ou 1 cs de citron au poivre • ½ cs de romarin séché écrasé • 1 cs d'origan séché • 1 cs d'estragon séché • 3 cs de jus de citron • 1 cs de sauce de soja tamari		
	• 6 côtelettes d'épaule d'agneau	• 4 côtelettes d'épaule d'agneau	• 4 filets de poulet
Préparation	• Chauffer une grande poêle à feu moyen. Brunir les côtelettes d'agneau : les filets de poulet. • Mélanger le zest de citron, les herbes, le jus de citron et le tamari dans un petit saladier. Verser sur les côtelettes/filets dans la poêle et couvrir et laisser mijoter à feu doux moyen 20-25 minutes ou jusqu'à ce que le tout soit tendre. • Cela pourrait aussi être utilisé comme « pâte d'assaisonnement ou pesto pour griller des côtelettes d'agneau. Réduire le jus de citron dans la mixture d'herbe à 1 cs, faisant une pâte. Étaler sur la viande et griller 3-4 minutes de chaque côté selon l'épaisseur. Ne pas trop cuire.		

Valeur nutritive

Calories	423	317	245
Lipides	29g	21g	12g
Glucides	2g	2g	1,3g
Protéines	37g	28g	24g
Temps de préparation : 10 minutes		Nombre de portions : 4	

Galettes de buffle au raifort

	Type Protéine	Type Mixte	Type Glucide
Ingrédients	• 2 cs de raifort préparé • ½ cs d'assaisonnement de légumes tout prêt • 3-4 grains de poivre noir frais		
	• 1 ¼ livre de bison ou de buffle haché	• 1 livre de bison ou de buffle haché	• 1 livre d'autruche hachée
Préparation	• Mélanger la viande hachée avec les autres ingrédients et faites des galettes. • Griller au four ou sur le grill ou frire dans une poêle en fonte à feu moyen 3-4 minutes de chaque côté pour bruir. • Ne pas trop cuire. • Servir immédiatement.		

Valeur nutritive

	Type Protéine	Type Mixte	Type Glucide
Calories	322	259	172
Lipides	23g	18g	11g
Glucides	1g	1g	0,5g
Protéines	27g	21g	17g

Temps de préparation : 10 minutes   Nombre de portions : 4

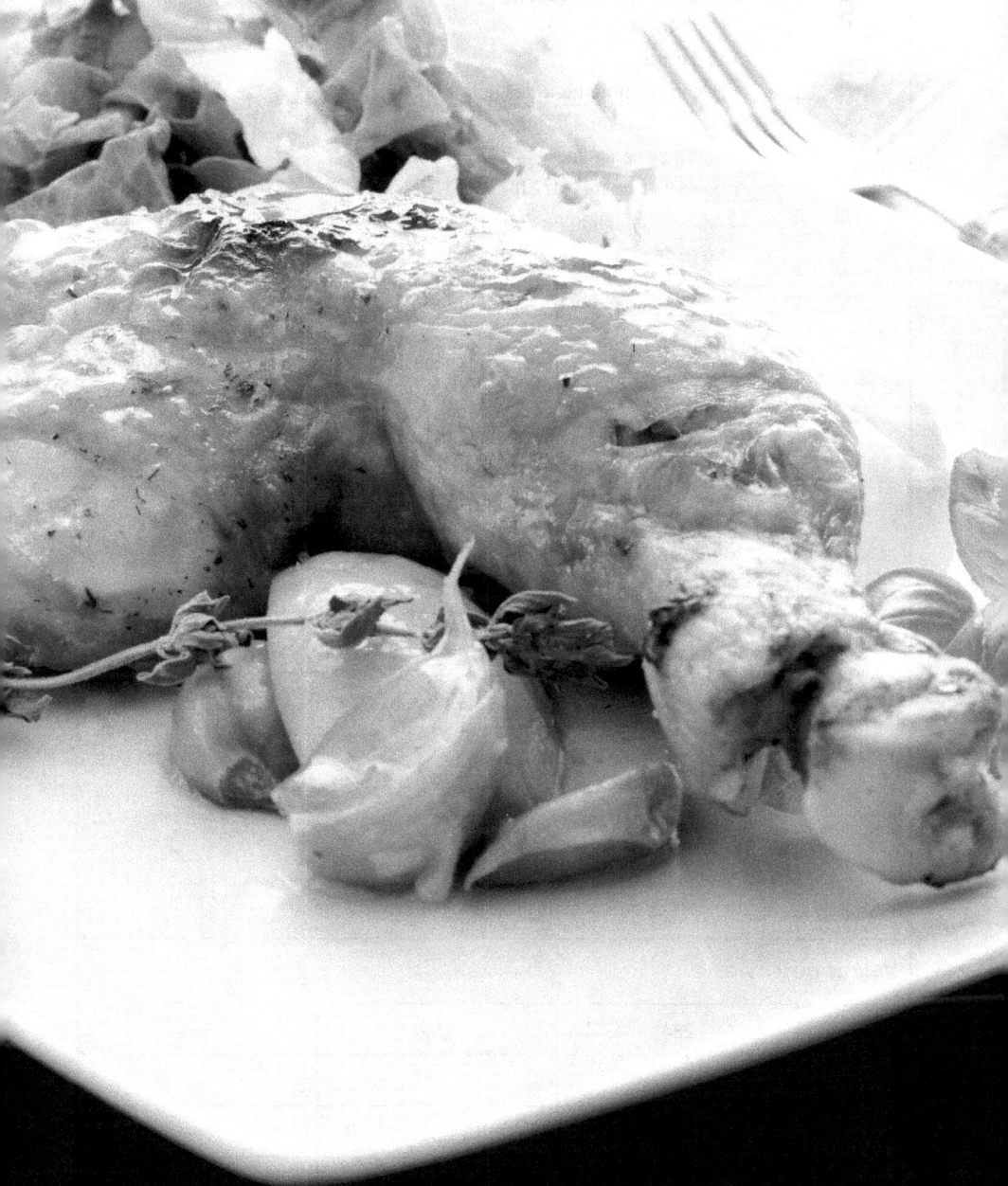

La volaille

Ragoût de dinde à la cocotte

	Type Protéine	Type Mixte	Type Glucide
Ingrédients	<ul><li>2 poireaux moyens coupés</li><li>2 cs de thym</li><li>2 cs d'origan</li><li>1 cs d'assaisonnement de légumes</li><li>1 carotte moyenne hachée</li><li>1 bâton de cannelle</li><li>1 boite de tomates (1/2 l)</li><li>2 tasse de bouillon de poulet fermier</li><li>1 tasse de lentilles ou d'haricots mungo germés</li></ul>		
	<ul><li>4 branches de céleri en morceaux</li><li>1 tasse de chourave épluché et coupé en dés</li><li>2 livres de dinde (cuisses ou pilon)</li><li>1 ½ l boite de tomates</li></ul>	<ul><li>2 branches de céleri en morceaux</li><li>1 tasse de courge épluchée et coupée en dés</li><li>2 livres de dinde</li><li>1 ½ l boite de tomates</li></ul>	<ul><li>2 branches de céleri en morceaux</li><li>1 tasse de courge épluchée et coupée en dés</li><li>1 livres de dinde</li><li>1 boite de tomates de 750g</li><li>Réduire le temps de cuisson à 1 heure</li></ul>
Préparation	<ul><li>Couper la dinde en morceaux, mettre la peau en dessous dans la cocotte à feu élevé jusqu'à ce qu'elle suinte de la graisse. Tourner les morceaux de dinde et ajouter le poireau et le céleri. Remuer et ajouter le thym, l'origan et l'assaisonnement de légumes. Sauter jusqu'à ce qu'ils deviennent translucides.</li><li>Ajouter la courge en dés, les carottes, la cannelle, les tomates, l'eau ou le bouillon de légumes et laisser mijoter couvert 2-3 heures à feu moyen ou 6-8 heures à feu doux.</li><li>Quelques minutes avant de servir ajouter les lentilles ou les germes de haricots et ôter la cannelle. Servir immédiatement.</li></ul>		

Valeur nutritive

Calories	284	252	254
Lipides	10g	9g	4g
Glucides	24g	25g	44g
Protéines	25g	21g	15g
Temps de préparation : 15 minutes	Nombre de portions : 4		

Poulet croquant en salade / ragoût

	Type Protéine	Type Mixte	Type Glucide
Ingrédients	• 2 cs d'oignons verts hachés • 1 tasse jicama, pelé et coupé en allumettes • 2 cs jus de citron • ½ cc sel de mer • ½ cc de poivre noir fraichement moulu • 3 pointes d'Angostura • feuilles de laitue ou épinard (optionnel)		
	• 4 tasse de restes de poulet (viande rouge) • 3 tasse céleri grossièrement coupé • ½ tasse de noix grossièrement hachées • 2/3 tasse de mayonnaise	• 3 tasse de restes de poulet • 3 tasse céleri grossièrement coupé • ¼ tasse de noix grossièrement hachées • 2/3 tasse de mayonnaise	• 2 tasse de restes de poulet (viande blanche) • 2 tasse céleri grossièrement coupé • 2 cs de noix grossièrement hachées, 2 cs de persil éparpillé dessus • 1/3 tasse de mayonnaise et 1/3 de yaourt écrémé
Préparation	• Dans un grand saladier ou une casserole légèrement graissée, mélanger tous les ingrédients ensemble. • Pour servir comme salade, réfrigérer ou servir immédiatement sur un lit de laitue ou d'épinards. • Pour servir en ragoût, préchauffer le four à 175°, mettre le poulet dans un plat légèrement graissé. Recouvrir d'1 cs de parmesan. Faire cuire 15-18 minutes pour bien chauffer.		

Valeur nutritive

Calories	260	197	170
Lipides	14g	10g	7g
Glucides	6g	5g	9g
Protéines	27g	22g	22g
Temps de préparation : 10 minutes Nombre de portions : 5			

Poulet rôti

	Type Protéine	Type Mixte	Type Glucide
Ingrédients	• 1 cs beurre cru ou bio ramolli • 1 gousse d'ail moyenne émincée • ¾ cc sel de mer • 4-5 grains de poivre noir fraîchement moulus • 2 cs de thym		
	• 6-8 livre de poulet à rôti (choisir la viande rouge comme les cuisses en mangeant)	• 6-8 livre de poulet à rôti (choisir moitié viande rouge moitié viande blanche en mangeant)	• 6-8 livre de poulet à rôti (choisir la viande blanche, comme les filets en mangeant)
Préparation	• Préchauffer le four à 175° laver le poulet et retirer la graisse. • Dans un petit saladier, mélanger le beurre, l'ail émincée, le poivre, le sel et le thym et frotter cette pâte sur l'extérieur du poulet. Le mettre dans un plat à rôtir. • Rôtir en arrosant souvent, 1 ½ heure (environ 20 minute par livre). Placer le poulet la poitrine en bas pendant une demie heure pour dorer. • Enlever du four lorsque les cuisses se détachent facilement et le jus est encore rose. Sortir du plat et laisser couvert pour 5-10 minutes. Glacer ou dégraisser le plat et faire une sauce, si désiré, avec 1 ½ cs d'arrowroot dissout dans deux tasses d'eau. • Couper le poulet en morceaux ou en tranches et servir avec la sauce à côté. Enlever la peau avant de le manger. Garder les restes de la carcasse au réfrigérateur ou au congélateur pour un repas rapide plus tard dans la semaine.		

Valeur nutritive

Calories	232	215	196
Lipides	11g	8g	5g
Glucides	0g	0g	0g
Protéines	31g	33g	35g
Temps de préparation : 75 minutes Nombre de portions : 10			

Classical Cornell BBQ Chicken

	Type Protéine	Type Mixte	Type Glucide
Ingrédients	• 5 portions de viande foncée • 2 tasse de sauce barbecue	• 4 moitiés à frire/ rôtir • 1 ½ de sauce barbecue	• 3 portion de viande blanche • 1 tasse de sauce barbecue
Préparation	• Mariner les moitiés dans la sauce barbecue, les tournant de temps en temps pendant 8 heures. • Chauffer le grill ou préchauffer. Griller est le mieux. Cuire le poulet, en l'arrosant souvent avec la sauce barbecue. Tourner souvent les moitiés. Sur un barbecue à l'extérieur, environ 1 ½ heure pour qu'il soit bien doré. • Couper chaque moitié en 2-3 portions selon l'intention. Quatre moitiés sera habituellement suffisant pour 8-10 mis à part des gros mangeurs. Servir immédiatement. • Peut être préparé au four. Dans ce cas, réduire le temps de cuisson. Mais c'est incomparable avec la version au barbecue. De très bons restes, s'il en reste !		

Valeur nutritive

Calories	275	260	239
Lipides	16g	13g	10g
Glucides	1g	1g	1g
Protéines	31g	33g	35g

Temps de préparation : 95 minutes   Nombre de portions : 8-10

Poulet Piccata

	Type Protéine	Type Mixte	Type Glucide
Ingrédients	• ½ tasse de farine d'amandes blanchies • ½ ccs de sel de mer • ½ cs de sauce du chef • 5 cs d'huile de grains de raisin • ¼ tasse de jus de citron • 1 tasse de bouillon de poulet • ¼ tasse de câpres • ¼ tasse de persil fraichement haché		
	• 1 ½ livre de cuisse de poulet • 5 cs d'huile d'olives extra vierge	• 1 ½ livre de cuisse et filet de poulet • 5 cs d'huile d'olives extra vierge	• 1 ½ livre de filet de poulet • 5 cs d'huile d'olives extra vierge
Préparation	• Couper le poulet dans le sens de la longueur, beurrer légèrement. Si les morceaux sont gros, les couper en deux après les avoir couper par moitié. • Mettre les morceaux de poulet entre deux feuilles de papier sulfurisé et les frapper avec le dos d'une poêle jusqu'à ce qu'ils ne fassent plus qu'1 cm d'épaisseur. • Mélanger ensemble la farine, le sel et la suce du chef. • Rincer le poulet à l'eau et l'enrober avec la mixture de farine en le couvrant bien. • Faire chauffer de l'huile d'olive et 2 cs d'huile de grains de raisin dans une grande poêle à feu moyen. Ajouter la moitié du poulet et le dorer de chaque part, environ 3 minutes de chaque côté. • Transférez de la poêle à un plat et cuire le reste du poulet. • Placer le plat au four pendant que vous préparez la sauce. • Ajouter le jus de citron, le bouillon de poulet et les câpres dans la poêle et détachez les parties brunes avec une spatule et les incorporer à la sauce. • Réduire la sauce de moitié et fouetter avec le reste de l'huile de grains de raisin. • Versez sur le poulet et décorer avec le persil.		

Valeur nutritive

Calories	284	225	190
Lipides	14g	11g	7g
Glucides	8g	8g	8g
Protéines	28g	26g	30g

Temps de préparation : 30 minutes   Nombre de portions : 4

Poulet sauté

	Type Protéine	Type Mixte	Type Glucide
Ingrédients	• 5 gousses d'ail • 4 cs de sauce de poisson • 4 ½ cs de jus de citron vert frais • ¼ tasse de bouillon de poulet • 5 oignons vers finement hachés • 300 g de brocoli • 3 carottes moyennes coupées en lamelles		
	• 2 livres de poulet (viande foncée) coupé en morceaux de 2 cm • 5 cs huile de noix de coco • 3 cs persil fraichement haché	• 2 livres de poulet coupé en morceaux de 2cm • 4 cs huile de noix de coco • 5 cs persil fraichement haché	• 2 livres de poulet (viande blanche) coupé en morceaux de 2cm • 2 cs huile de noix de coco • 5 cs persil fraichement haché
Préparation	• Chauffer un wok ou une sauteuse à feu moyen. Sautez l'ail dans l'huile de noix de coco pour parfumer. • Ajouter le poulet et sauter 3 minutes pour dorer. • Ajouter la sauce de poisson, le jus de citron vert et le bouillon de poulet. Cuire à feu rapide environ 5-8 minutes. Le poulet doit être prêt. • Ajouter le brocoli et les carottes, frire et remuer pour attendrir mais le tout doit rester ferme. • Garnir avec l'oignon vert et le persil.		

Valeur nutritive

	Type Protéine	Type Mixte	Type Glucide
Calories	314	293	284
Lipides	9,8g	7g	4g
Glucides	29g	29g	27g
Protéines	30g	28g	26g

Temps de préparation : 15 minutes   Nombre de portions : 3

Omelette de champignons au kéfir

	Type Protéine	Type Mixte	Type Glucide
Ingrédients	• 2 cs kéfir • Fromage Cheddar selon le goût • Une pincée de sel de mer et de poivre noir		
	• 2 cs huile d'olives extra vierge ou beurre bio • 6 œufs • 4-5 champignons	• 2 cs huile d'olives extra vierge ou beurre bio • 5 œufs • 2-3 champignons	• 1 cs huile d'olives extra vierge ou beurre bio • 4 œufs • 2 champignons
Préparation	• Mixer les œufs et le kéfir dans un mixeur séparé et ajouter le sel et le poivre. • Couper finement les champignons et les dorer à feu vif dans le beurre ou l'huile. • Baisser le feu à moyen avant d'ajouter les œufs et sur le dessus le fromage. Retirer l'omelette du feu et secouer pour la détacher de la poêle. Avec une spatule la plier en deux. • Servir immédiatement.		

Valeur nutritive

Calories	311	300	290
Lipides	26g	23g	15g
Glucides	5g	5g	3g
Protéines	15g	15g	11g
Temps de préparation : 6 minutes Nombre de portions : 2			

Poulet à l'orange et aux olives

	Type Protéine	Type Mixte	Type Glucide
Ingrédients	• 2 cs paprika • 2 gousses d'ail émincées • 2 cs vinaigre de sherry • 1 orange • ¼ tasse persil finement haché • ½ tasse d'olives noires (essayer les marocaines ou les grecques kalamata) • ¼ cc de flocons de poivron rouge		
	• 1-1/2 livre de cuisses de poulet coupées en dés • 4 cs huile d'olives extra vierge	• 1-1/2 livre de filets et de cuisses de poulet coupés en dés • 4 cs huile d'olives extra vierge	• 1-1/2 livre de filets de poulet coupés en dés • 2 cs huile d'olives extra vierge
Préparation	• Fouettez ensemble le paprika, l'ail, l'huile d'olives et le vinaigre. • Saler légèrement le poulet. Verser la moitié de la vinaigrette sur le poulet. • Cuire le poulet sous le grill à feu vif 10-12 minutes jusqu'à la cuisson. • Pendant que le poulet cuit, peler l'orange, enlever le plus possible de blanc. Couper chaque quartier en deux ou trois. • Dans un saladier mettre les morceaux d'orange, le persil, les olives et les flocons de poivron rouge. • Ajouter le poulet cuit et asperger avec le restant de la vinaigrette. Remuer pour mélange le tout. • Servir froid ou à température ambiante.		

Valeur nutritive

Calories	340	296	225
Lipides	22g	18g	13g
Glucides	6g	5g	3g
Protéines	53g	40g	35g
Temps de préparation : 20 minutes	Nombre de portions : 4		

Œufs au beurre avec des poireaux

	Type Protéine	Type Mixte	Type Glucide
Ingrédients	• 2 cs kéfir • fromage cheddar (au goût) • Pincée de sel de mer et de poivre		
	• 8 œufs • 2-4 tranches de bacon cuit émietté • 3 cs beurre bio	• 8 œufs • 2-4 tranches de bacon cuit émietté • 2 cs beurre bio	• 4 œufs • 1-2 tranches de jambon cuit • 1 cs beurre bio
Préparation	• Enlever la partie vert foncé des poireaux et couper le vert clair et le blanc par moitié dans le sens de la longueur. Rincer et couper en fines lamelles. • Faire fondre 2 cs de beurre dans une poêle à feu moyen et ajouter les poireaux. Sauter doucement pour 1 minute avant de couvrir et laisser cuire 8-10 minutes jusqu'à ce qu'ils soient très mous. • Garder à feu doux et remuer de temps en temps. Dorer est bien, mais on veut surtout qu'ils soient mous. • Pendant que les poireaux cuisent, fouetter les œufs avec 1 cs de crème et 1 pincée de sel et de poivre. • Chauffer le reste du beurre dans une poêle à feu doux et ajouter les œufs. Garder le feu doux et remuer les œufs constamment tant qu'ils cuisent pour qu'ils ne brûlent pas et deviennent durs. • Quand les œufs sont cuits, mais encore un peu mous, enlever du feu et répartir sur deux assiettes. • Mettre le reste de 2 cs de la crème dans les poireaux et salez poivrez si nécessaire. Verser les poireaux sur les œufs et garnir avec le bacon/jambon émietté.		

Valeur nutritive

Calories	350	330	312
Lipides	29g	27g	22g
Glucides	10g	8g	6g
Protéines	17g	17g	15g
Temps de préparation : 15 minutes		Nombre de portions : 2	

Omelette au fenouil et aux olives

	Type Protéine	Type Mixte	Type Glucide
Ingrédients	• 1 cœur de fenouil coupé finement (sans le fond) • 2-3 gousses d'ail • ½ tasse basilic frais haché finement • ½ tasse d'olives dénoyautées • sel de mer selon le goût • fromage feta ou de chèvre (optionnel)		
	• 4 cs huile d'olives extra vierge • 2 tomates hachées • 8 œufs battus	• 4 cs huile d'olives extra vierge • 2 tomates hachées • 6 œufs battus	• 2 cs huile d'olives extra vierge • 3 tomates hachées • 4 œufs battus
Préparation	• Chauffer 2 cs huile d'olives dans une poêle à feu vif moyen et ajouter le fenouil. Faire dorer. • Ajouter l'ail et les tomates et sauter 5 minutes de plus. • Transférer dans un saladier et mélanger avec les olives et le basilic. Salez. • Chauffer le restant de l'huile dans une poêle. Ajouter la moitié des œufs battus à la poêle. • Comme les œufs cuisent utiliser une spatule pour soulever les bords de l'omelette et soulever la poêle pour que les œufs puissent couler en contact avec la poêle. • Après environ 3 minutes, quand les œufs sont presque faits, ajouter la moitié de la mixture de tomates sur un côté des œufs. • Utiliser une spatule pour plier l'omelette. • Cuire encore 1 minute et faire glisser sur un plat. • Répéter pour la deuxième omelette.		

Valeur nutritive

Calories	285	274	260
Lipides	20g	18g	15g
Glucides	8g	6,5g	5g
Protéines	16g	15g	13g
Temps de préparation : 20 minutes	Nombre de portions : 2		

Burrito du petit-déjeuner

	Type Protéine	Type Mixte	Type Glucide
Ingrédients	• ¼ tasse de piments verts coupés • ¼ tasse coriandre finement haché • ¼ tasse viande cuite (essayer le steak coupé, la viande hachée de bœuf ou le poulet en morceaux) • 1 avocat coupé en dés ou en petits morceaux • sauce épicée ou harissa (optionnel)		
	• 6 œufs, blanc et jaune séparé • ½ oignon finement haché • 1 tomate finement hachée • ½ poivron coupé en lamelles	• 4 œufs, blanc et jaune séparé • ½ oignon finement haché • 1-2 tomate finement hachée • 1 poivron coupé en lamelles	• 3 œufs, blanc et jaune séparé • 1 oignon finement haché • 2 tomate finement hachée • 1 poivron coupé en lamelles
Préparation	• Fouettez les blancs d'œuf • Chauffez légèrement une poêle. Versez la moitié des blancs d'œuf dans la poêle en faisant tourner la poêle de manière à ce que les blancs se répandent uniformément. • Après 30 secondes, couvrir et laisser cuire 1 minute. • Utiliser une spatule en caoutchouc pour détacher et faire glisser la crêpe sur une assiette. • Répéter avec l'autre moitié des blancs. • Dans la même poêle, sauter les oignons 1 minute, puis ajouter la tomate, le piment, le poivron, le coriandre et la viande. • Fouetter les jaunes d'œuf et verser les dans la poêle, mélangeant le tout avec les autres ingrédients. • Ajouter l'avocat en dernier et mettre cuillérée par cuillérée le mélange sur chaque crêpe de blancs. • Rouler les blancs comme des burritos et servez avec la sauce épicée.		

Valeur nutritive

Calories	254	238	220
Lipides	6g	5g	4g
Glucides	22g	22g	20g
Protéines	30g	30g	15g

Temps de préparation : 25 minutes   Nombre de portions : 2

Chou-fleur façon « Riz avec du poulet »

	Type Protéine	Type Mixte	Type Glucide
Ingrédients	• 1cs huile d'olives extra vierge • 1 jalapeno finement haché • 2 gousses d'ail finement hachées • ½ l boite de tomates coupées • 1 tasse bouillon de poulet • ½ safran • 1cs cumin • 1 cs sel de mer • 1 tête de chou-fleur râpé • 2 tasse pois congelés		
	• 2 – 2 ½ livres cuisses de poulet désossé, coupé en petits cubes ou lamelles • ½ oignon finement haché • ½ poivron vert haché ou coupé en lamelles • ½ poivron rouge haché ou coupé en lamelles	• 2 – 2 ½ livres cuisses et filets de poulet désossé, coupé en petits cubes ou lamelles • 1 oignon finement haché • 1 poivron vert haché ou coupé en lamelles • 1 poivron rouge haché ou coupé en lamelles	• 2 – 2 ½ livres filets de poulet désossé, coupé en petits cubes ou lamelles • 1 oignon finement haché • 1 poivron vert haché ou coupé en lamelles • 1 poivron rouge haché ou coupé en lamelles
Préparation	• Râper ou couper l'oignon, le jalapeno, l'ail et les poivrons. Le chou-fleur aussi est plus facile à râper dans le robot de cuisine si vous en avez un. • Dans une sauteuse, chauffer l'huile à feu moyen vif et ajouter le poulet. Cuire 4-6 minutes pour dorer. • Ajouter de l'huile si nécessaire, et ajouter l'oignon, l'ail, le jalapeno et les poivrons quelques minutes. • Ajouter les tomates et leur jus, le bouillon, le safran, le cumin, le sel et le chou-fleur. Bien remuer. • Faire mijoter rapidement en couvrant 10 minutes et ajouter les pois, mijoter pour quelques minutes supplémentaires.		

Valeur nutritive

Calories	257	249	238
Lipides	10g	9,5g	8g
Glucides	28g	25g	20g
Protéines	13g	13g	15g
Temps de préparation : 30 minutes	Nombre de portions : 4		

Brochettes de poulet à l'ail et au piment

	Type Protéine	Type Mixte	Type Glucide
Ingrédients	• 6 brochettes en bois, trempées dans l'eau froide 30 minutes • 2 cs huile d'olives extra vierge • 1 cs piments rouges, égrenés et finement hachés • 4 gousses d'ail finement haché • 6 cs jus de citron		
	• 2 cuisses de poulet coupé en dés	• 1 filet de poulet coupé en dés • 1 cuisses de poulet coupé en dés	• 2 filets de poulet coupé en dés
Préparation	• Préchauffer le four à chaleur pulsée à 175° ou préchauffer le barbecue à feu vif. • Pour faire la sauce de piment et d'ail, mélanger l'huile, les piments, l'ail et le jus de citron dans un bol. Mettre de côté pour quelques minutes. • Enfiler le poulet sur les brochettes et les placer sur une grille de four avec du papier à cuire. Verser la sauce de piment et d'ail sur le poulet en le couvrant bien. • Cuire les brochettes au four 30-40 minutes jusqu'à cuisson du poulet. Si vous utilisez un barbecue, cuire le poulet de chaque côté 5-6 minutes . Servez.		

Valeur nutritive

Calories	153	149	145
Lipides	2,5g	2g	1,4g
Glucides	7g	6,8g	6,4g
Protéines	27g	27g	26,5g
Temps de préparation : 45 minutes		Nombre de portions : 2	

Poulet façon Larb Gai

	Type Protéine	Type Mixte	Type Glucide
Ingrédients	• 1 cs huile • 1 piment haché • 1 gousse d'ail finement hachée • 1 tasse bouillon de poulet • ½ cs curry rouge • 2 cs sauce de poisson ou 1 cs sel de mer • 4 cs jus de citron • ½ tasse feuilles de menthe finement hachée • 1 botte de coriandre finement haché • 1 oignon rouge finement tranché		
	• 3 cuisses de poulet	• 2 filets de poulet • 1 cuisse de poulet	• 3 filets de poulet
Préparation	• Mettre le poulet dans un robot et émincer. • Chauffer une grande poêle à feu vif moyen. Ajouter l'huile, le piment, l'ail et frire 1 minute. Ajouter le poulet et remuer constamment jusqu'à cuisson. Ne laisser aucun gros morceau. • Ajouter le bouillon de poulet et faire mijoter 8-10 minutes ou jusqu'à l'évaporation du liquide. Ajouter la pâte de curry, la sauce de poisson (ou le sel de mer), le jus de citron et laisser mijoter 2-3 minutes de plus. • Enlever du feu, ajouter la menthe, le coriandre, l'oignon et bien mélanger. • Laisser couvert 2 minutes avant de servir.		

Valeur nutritive

Calories	171	165	156
Lipides	3g	2,2g	1,5g
Glucides	12g	12g	10g
Protéines	25g	25g	25g

Temps de préparation : 20 minutes   Nombre de portions : 3

Escalope de poulet aux noisettes

	Type Protéine	Type Mixte	Type Glucide
Ingrédients	• 2/3 tasse de noisettes moulues • sel de mer selon le goût		
	• 2 cuisses de poulet • 2 œufs battus	• 1 cuisse de poulet • 1 filet de poulet • 1 œuf battu	• 2 filet de poulet • 1 œuf battu
Préparation	• Préchauffer le four à chaleur pulsée à 175° • Mettre les cuisses et filets de poulet entre deux feuilles de papier de cuisson. Utiliser un rouleau à pâtisserie pour amincir le poulet à 2 cm d'épaisseur. • Placer les œufs battus dans un saladier moyen et les noisettes moulues sur une grande assiette. Trempez chaque morceau de poulet dans la mixture d'œuf pour bien les couvrir et placer les ensuite sur les noisette en les recouvrant bien. • Mettre le poulet sur une plaque de cuisson recouverte de papier de cuisson et cuire au four 30-40 minutes, jusqu'à la cuisson. • Servir avec une salade ou des légumes vapeur.		

Valeur nutritive

Calories	150	146	142
Lipides	3,1g	2,3g	1,2g
Glucides	19,3g	17,3g	15,7g
Protéines	14,8g	13,5g	11,5g

Temps de préparation : 50 minutes   Nombre de portions : 2

Poulet satay au coriandre et au piment

	Type Protéine	Type Mixte	Type Glucide
Ingrédients	• 6 brochettes en bois trempées dans l'eau froide 30 minutes • Marinade : • 1 cs huile d'olives extra vierge • ¼ tasse jus de citron • 1 oignon haché • 2 gousses d'ail • 1 tasse coriandre frais • 1 cs curcuma moulu • 1 cs flocons de piment • 1 cs masala • 1 cs graine de coriandre moulues		
	• 2 cuisses de poulet coupé en dés	• 1 cuisse de poulet coupé en dés • 1 filet de poulet coupé en dés	• 2 filets de poulet coupé en dés
Préparation	• Placer l'huile d'olives, le jus de citron, les gousses d'ail, le coriandre, le curcuma, le masala et le coriandre moulu dans un mixeur en mixer à vitesse maximum jusqu'à onctuosité. • Enfiler le poulet sur les brochettes et mettre dans un plat, verser la marinade dessus, tourner les brochettes pour bien le recouvrir. Couvrir et placer au réfrigérateur 1-2 heures. • Préchauffer un four à chaleur pulsée à 175° • Mettre les brochettes de poulet dans un plat allant au four couvert de papier de cuisson brosser avec de la marinade. Cuire au four 20-30 minutes jusqu'à cuisson du poulet. Servir.		

Valeur nutritive

Calories	190	183,5	175
Lipides	7g	5,2g	4g
Glucides	8g	8g	7g
Protéines	23g	21,3g	20g
Temps de préparation : 120 minutes		Nombre de portions : 2	

Poulet grillé à la Jamaïcaine

	Type Protéine	Type Mixte	Type Glucide
Ingrédients	• 6 cs épices de la Jamaïque • 6 cs d'ail émincée ou de poudre d'ail • 6 cs oignon émincé ou de poudre d'oignon • 2 cs d'épices mélangés • 1 cs de poivron rouge séché • 2 poivrons • 1 paquet de Stevia / ou un autre édulcorant • 1 cs de jus de cane séché • 2 cs de thym • 2 cs de noix de muscade • 1 ½ cs d'habanera moulue • Moudre le zest ou la peau d'un citron (pas le blanc). Garder au réfrigérateur dans une boite jusqu'à 1 mois.		
	• 2 moitié de poulet à frire, la viande foncée • 1 cs huile de noix de coco ou beurre bio cru	• 2 moitié de poulet à frire, la viande blanche et foncée • 1 cs huile de noix de coco ou beurre bio cru	• 2 moitié de poulet à frire, la viande blanche • 1/2 cs huile de noix de coco ou beurre bio cru
Préparation	• Faire chauffer le grill ou la friteuse • Frotter le poulet légèrement avec l'huile et les épices de la Jamaïque. • Griller ou faire frire en tournant, jusqu'à cuisson du poulet, environ 1 à 1 ½ heure.		

Valeur nutritive

Calories	232	215	196
Lipides	11g	8g	5g
Glucides	0g	0g	0g
Protéines	31g	33g	35g

Temps de préparation : 90 minutes   Nombre de portions : 5

Côtelettes de dinde

	Type Protéine	Type Mixte	Type Glucide
Ingrédients	• 1 ¼ cs sel de mer • 4-6 grains de poivre fraichement moulu • ¼ tasse jus de citron • 4 cs romarin fraichement émincé ou 2 cs romarin séché écrasé		
	• 3 cs olives vertes coupées en deux • 1 ¼ livre cuisse de dinde fermière désossée • 4 cs beurre cru bio ou huile de coco	• 2 cs olives vertes coupées en deux • 1 ¼ livre cuisse de dinde fermière désossée • 4 cs beurre cru bio ou huile de coco	• 2 cs câpres • 1 livre filets de dinde • 2 cs beurre cru bio ou huile de coco
Préparation	• Placer la dinde entre du papier de cuisine ou du plastique et frapper avec un marteau à viande pour l'amincir jusqu'à 2 cm d'épaisseur. Aspergez de sel et poivre. • Placer une grande poêle sur un feu vif moyen jusqu'à ce qu'elle soit chaude. Ajouter le beurre et dorer la dinde. Retourner à l'occasion 1 minute. • Assaisonner avec le romarin et ajouter le jus de citron et les olives. Cuire encore quelques minutes puis, retirer les côtelettes et les mettre sur un plat. • Chauffer la sauce et déglacer puis réduire jusqu'à 2 cs. Verser sur les côtelettes et servir immédiatement.		

Valeur nutritive

Calories	387	275	210
Lipides	15g	13g	6g
Glucides	5g	4g	4g
Protéines	50g	36g	30g
Temps de préparation : 10 minutes		Nombre de portions : 4	

Poulet grillé façon César

	Type Protéine	Type Mixte	Type Glucide
Ingrédients	• ½ cs assaisonnement de légumes • ½ poivre noir fraichement moulu		
	• 4 livre de cuisses de poulet fermier • 4 tasse épinards • 2 tasse céleri haché • ¼ tasse sauce César • ¼ tasse parmesan râpé • 1 cs câpres	• 2 grosse cuisse et filet de poulet fermier • 1 grande romaine • 2 tasse céleri haché • ¼ tasse sauce César • ¼ tasse parmesan râpé • 1 cs câpres	• 2 gros filets de poulet fermier • 1 grande romaine • 2 tasse céleri haché • 2 cs sauce César • 2 cs parmesan râpé • 2 cs câpres
Préparation	• Préchauffer le grill. Couper les filets par moitié et les cuisses en tranches. Assaisonner avec l'assaisonnement et le poivre. Griller les morceaux de poulet sur la plaque 3-4 minutes jusqu'à ce qu'ils soient dorés. Retirer du four et laisser refroidir. • Pendant ce temps, laver et sécher la salade. Déchirer les feuilles en grands morceaux dans un saladier. • Ajouter le restant des ingrédients et garder 2 cs de fromage et enrober. Mettre dessus les morceaux de poulet et le fromage restant.		

Valeur nutritive

Calories	300	265	200
Lipides	20g	11g	6g
Glucides	8g	9g	5g
Protéines	22g	32g	30g
Temps de préparation : 10 minutes	Nombre de portions : 4		

Salade de dinde aux tomatillos rôtis

	Type Protéine	Type Mixte	Type Glucide
Ingrédients	• 1 tasse jicama coupé en dés • ½ tasse tiges de brocoli finement hachées • 2 échalotes moyennes ou un oignon vert finement haché • ½ tasse coriandre haché ou persil plat • 3 cs jus de citron • ½ tasse sauce de tomatillo aux olives vertes • 4-5 grains de poivre noir frais		
	• 4 tasse dinde fermière cuite, viande rouge coupé • 1 ½ tasse céleri finement haché • 1/3 tasse olives vertes farcies aux piments, hachées	• 3 tasse dinde fermière cuite, viande rouge coupé • ½ tasse céleri finement haché • ¼ tasse olives vertes farcies aux piments, hachées	• 2 tasse dinde fermière cuite, viande blanche coupée
Préparation	• Mélanger la dinde cuite, le jicama, le céleri, le brocoli, l'échalote, les olives, le coriandre et le persil dans un grand saladier. • Remuer le jus de citron dans la sauce des olives et versez sur la salade. Remuer pour mélanger. • Servir sur des feuilles de laitue.		

Valeur nutritive

Calories	388	299	233
Lipides	24g	14g	9g
Glucides	12g	11g	8g
Protéines	40g	31g	22g
Temps de préparation : 5 minutes		Nombre de portions : 4	

Hamburgers de dinde à l'estragon

	Type Protéine	Type Mixte	Type Glucide
Ingrédients	• 1 cs d'estragon frais ou séché • ½ cs assaisonnement de légumes • 3 grains de poivre noir frais • 2 gros œufs		
	• 1 ¼ livre de dinde fermière • 1 cs moutarde de Dijon • ½ tasse céleri finement haché • ¼ tasse oignon rouge haché	• 1 livre de dinde fermière • 2 cs moutarde de Dijon • ½ tasse courgette grossièrement haché • ¼ tasse oignon rouge haché	• 1 livre de dinde fermière • 3 cc moutarde de Dijon • ¾ tasse courgette grossièrement haché • ½ tasse oignon rouge haché
Préparation	• Préchauffer le grill. Dans un mixeur mélanger la dinde avec la courgette, l'oignon, l'estragon, la moutarde, l'assaisonnement, le poivre et les œufs. Mixer soigneusement. • Former en galettes et mettre dans une poêle à frire. Frire 5 minutes chaque côté bien brunes. • Servir immédiatement.		

Valeur nutritive

	Type Protéine	Type Mixte	Type Glucide
Calories	259	216	221
Lipides	14g	12g	12g
Glucides	2g	2g	3g
Protéines	28g	23g	24g

Temps de préparation : 15 minutes   Nombre de portions : 4

Œufs farcis

	Type Protéine	Type Mixte	Type Glucide
Ingrédients	• 6 gros œufs bio • 1/3 tasse mayonnaise • 2 cs moutarde de Dijon ou celle que vous préférez. • ½ cs assaisonnement de légumes • 2-3 grains de poivre noir fraîchement moulus • paprika et aneth en garniture		
	• 2 anchois ou bacon mélanger avec des épinards (ce sera la farce). • Une farce de saison avec des herbes aromatiques, du sel et du poivre	• Des légumes et de la viande mixés (ce sera la farce). • Une farce de saison avec des herbes aromatiques, du sel et du poivre	• De la viande maigre émincée et des légumes cuits pour la farce. • Une farce de saison avec des herbes aromatiques, du sel et du poivre
Préparation	• Bouillir de l'eau dans une casserole moyenne à feu vif. Ajouter les œufs dans l'eau bouillante et réduire le feu pour mijoter. Cuire 5-6 minutes. Verser l'eau chaude et la remplacer par de l'eau froide pour refroidir les œufs. • Quand les œufs sont refroidis, les éplucher et les couper den deux ans la longueur. Retirer le jaune et le mettre dans un petit saladier. Placer les moitiés sur un plat de service. • Écraser les jaunes avec une fourchette de façon à ce qu'ils soient onctueux. S'ils sont durs, vous pouvez les passer dans une passoire, mais pas au mixeur car cela le rendrait pâteux. Ajouter la mayonnaise, la moutarde, le poivre et le sel. Fouetter brièvement pour en faire une belle mixture. Ajouter toute farce à ce moment. • Remplir les moitiés d'œufs avec une cuillère, en façonnant d'une manière décorative. Aspergez chaque œuf farci avec l'aneth et le paprika. • Servir tout de suite ou couvrir et mettre au réfrigérateur.		

Valeur nutritive

	Type Protéine	Type Mixte	Type Glucide
Calories	82	77	73
Lipides	8g	5g	3g
Glucides	1g	4g	7g
Protéines	6g	6g	6g

Temps de préparation : 20 minutes   Nombre de portions : 6

Quiche sans croute

	Type Protéine	Type Mixte	Type Glucide
Ingrédients	• 2 cs beurre bio ou huile de noix de coco • ½ petit oignon rouge coupé en rondelles • 2 tasse de fleurs de brocoli • ¼ tasse persil haché • 2 cs basilic séché • 4 œufs moyens • ½ tasse de lait entier • 1 cc moutarde de Dijon • sel et poivre • ¼ tasse farine de haricots		
	• 4 tranches de bacon de dinde ou ½ tasse de restes de dinde ou de saumon • 1/3 tasse de fromage cru bio au choix, en lamelles	• 1/3 tasse de fromage cru bio au choix, en lamelles	• 2 cs parmesan 0% ou de fromage émietté sur le dessus
Préparation	• Préchauffer le four à 175° • Sauter l'oignon rouge et le brocoli dans le beurre dans une poêle à feu moyen. Ajouter le persil haché et le basilic et bien remuer pour mélanger. Ôter du feu. • Battre les œufs dans un bol avec le lait, la farine, la moutarde de Dijon, le sel et le poivre. Placer dans un plat beurré. Garnir de fromage et cuire 15-18 minutes jusqu'à ce que le tout prenne. • Ôter du four, couper en quartier et servir.		

Valeur nutritive

Calories	215	180	153
Lipides	14g	11g	9g
Glucides	8g	8g	8g
Protéines	14g	12g	10g

Temps de préparation : 30 minutes   Nombre de portions : 4

Salade d'œufs aux artichauts

	Type Protéine	Type Mixte	Type Glucide
Ingrédients	• 4 œufs mollets (5 minutes) • 1 boite de 300g de cœurs d'artichauts, égouttés et coupés en quartiers • 1 échalote moyenne ou des oignons verts, la partie blanche hachée • 1 cs câpres, égouttés si désiré		
	• 2 filets d'anchois haché, ou de la pâte d'anchois si désiré • 1/3 tasse de mayonnaise ou de rémoulade de Dijon	• 1 filet d'anchois haché, ou de la pâte d'anchois • 1/3 tasse de mayonnaise ou de rémoulade de Dijon	• 3 cs de mayonnaise ou moitié de mayonnaise et moitié de yaourt écrémé
Préparation	• Peler et hacher les œufs dans un mixeur. Ajouter les cœurs d'artichauts coupés, les oignons verts et la mayonnaise ou la rémoulade de Dijon et mélanger bien. • Mettre sur le dessus les anchois hachés ou asperger de pâte d'anchois et 1 cs de câpres optionnelle. Servir immédiatement si les ingrédients sont déjà froids ou mettre au réfrigérateur 10-15 minutes.		

Valeur nutritive

Calories	118	114	100
Lipides	6g	6g	4g
Glucides	5g	5g	7g
Protéines	10g	9g	8g
Temps de préparation : 10 minutes Nombre de portions : 4			

Les fruits
de mer

Poisson blanc avec une sauce de macadamia

	Type Protéine	Type Mixte	Type Glucide
Ingrédients	<ul><li>¼ tasse noix de macadamia coupées en moitié</li><li>3 cs coriandre frais haché</li><li>3 cs persil frais haché</li><li>1 cs huile d'olives extra vierge</li></ul>		
	<ul><li>1 livre de filet de saumon</li><li>1 avocat pelé, dénoyauté et tranché</li><li>1 tomate moyenne hachée</li></ul>	<ul><li>1 livre de filet de poisson blanc</li><li>1 avocat pelé, dénoyauté et tranché</li><li>1 tomate moyenne hachée</li></ul>	<ul><li>1 livre de filet de poisson blanc</li><li>½ avocat pelé, dénoyauté et tranché</li><li>2 tomates moyennes hachées</li></ul>
Préparation	<ul><li>Préchauffer le grill à feu moyen.</li><li>Saler légèrement le poisson avec du sel de mer (si désiré) et du poivre noir fraichement moulu.</li><li>Cuire le poisson au grill 3-4 minutes (le retourner une fois) ou jusqu'à ce qu'il se détache facilement à la fourchette.</li><li>Pour faire la sauce, mélanger les macadamia, les tomates, l'avocat, le coriandre et le persil ensemble dans un saladier moyen.</li><li>Ajouter l'huile d'olives.</li><li>Servir la sauce à côté du poisson.</li><li>Remarque : le poisson peut être cuit dans la friture à feu vif 4-6 minutes au lieu d'être grillé.</li></ul>		

Valeur nutritive

Calories	513	506	501
Lipides	33,6g	28,1g	25,2g
Glucides	12g	10g	7,9g
Protéines	45,2g	45g	41,7g
Temps de préparation : 15 minutes Nombre de portions : 2			

Saumon à la crème de noix de coco

	Type Protéine	Type Mixte	Type Glucide
Ingrédients	• ¼ cs sel de mer (optionnel) • ¼ poivre noir fraichement moulu • 1 grosse échalote tranchée • 3 gousses d'ail émincées • zest d'un citron • jus d'un citron • ½ tasse lait de noix de coco • 2 cs basilic frais haché		
	• 3 cs huile de noix de coco • 1 livre filet de saumon	• 2 cs huile de noix de coco • 1 livre filet de saumon	• 1 cs huile de noix de coco • ½ livre filet de truite
Préparation	• Préchauffer le four à 175° • Mettre le saumon dans un plat allant au four et l'asperger des deux côtés de sel de mer et de poivre fraichement moulu. • Chauffer une sauteuse à feu moyen. Quand la sauteuse est chaude ajouter l'huile de noix de coco, l'ail et les échalotes. Sauter pour attendrir l'ail et les échalotes 3-5 minutes. • Ajouter le zest de citron, le jus de citron, et le lait de noix de coco et porter le liquide à douce ébullition. • Réduire le feu et ajouter le basilic. • Verser sur le saumon et cuire sans couvrir 10-20 minutes ou jusqu'à ce que le saumon ait atteint la bonne température.		

Valeur nutritive

Calories	118	114	100
Lipides	12g	8g	4g
Glucides	5g	5g	7g
Protéines	10g	10g	5g

Temps de préparation : 40 minutes   Nombre de portions : 2

Saumon / flétan Kabayaki

	Type Protéine	Type Mixte	Type Glucide
Ingrédients	• ¼ tasse vinaigre de prune umeboshi (abricotier du Japon) • ¼ tasse nectar d'agave ou miel		
	• 2 cs huile d'olives extra vierge • 1 livre de saumon coupée en 4 filets	• 2 cs huile d'olives extra vierge • 1 livre de saumon coupée en 4 filets	• 2 cs huile d'olives extra vierge • 1 livre de flétan coupée en 4 filets
Préparation	• Dans une petite casserole à feu moyen mélanger ensemble le vinaigre et l'agave. • Quand la sauce Kabayaki commence à bouillir, baisser le feu et laisser mijoter 4-5 minutes jusqu'à ce qu'elle soit assez épaisse pour couvrir le dos d'une cuillère. • Placer l'huile dans une grande poêle à frire à feu vif. • Mettre le poisson dans la poêle à frire, ne pas laisser les filets se toucher. • Frire 2 minutes jusqu'à ce qu'ils soient dorés. • Étendre la sauce Kabayaki sur les filets. • Tourner le saumon et l'enrober de l'autre côté, puis frire 2 minutes de plus jusqu'à ce que le poisson se détache et soit cuit.		

Valeur nutritive

Calories	233	233	214
Lipides	17g	17g	13g
Glucides	21g	21g	18,5g
Protéines	22g	22g	21g

Temps de préparation : 15 minutes   Nombre de portions : 2

Saumon fumé, œufs et rouleaux d'asperges

	Type Protéine	Type Mixte	Type Glucide
Ingrédients	• 12 pointes d'asperges • 12 œufs		
	• 250g de saumon fumé • ½ oignon rouge finement tranché	• 175g de saumon fumé • ½ oignon rouge finement tranché	• 130g de thon fumé • 1 oignon rouge finement tranché
Préparation	• Couper ou briser le bas des pointes d'asperges pour 3-4 cm. Cuire les asperges au microondes ou à l'eau bouillante 3-5 minutes pour les attendrir, mais elles doivent rester fermes. • Fouetter les œufs. Chauffer une petite poêle de 20 cm ou plus petite avec un peu d'huile ou de beurre et y mettre 2-3 cuillérée d'œufs en faisant tourner la poêle pour bien finement répartir. • Laisser les œufs cuire environ 1 minute et faire glisser de la poêle. Répéter jusqu'à ce que tous les œufs y passent. • Mettre une crêpe d'ouf sur une surface plate. • A une extrémité de la crêpe, mettre le saumon ou le thon avec une pointe d'asperge et des rondelles d'oignon. • Rouler la crêpe. • Répéter avec le reste des crêpes et des asperges.		

Valeur nutritive

Calories	334	334	307
Lipides	21g	21g	15,8g
Glucides	5g	5g	4,2g
Protéines	30g	30g	28g
Temps de préparation : 20 minutes		Nombre de portions : 4	

Crevettes au curry

	Type Protéine	Type Mixte	Type Glucide
Ingrédients	• 4 gousses d'ail • 2 cs gingembre frais émincé • ½ cs cumin • ½ cs coriandre • ½ curcuma • 1 botte de coriandre finement haché • 3 cs jus de citron fraichement pressé		
	• 1 livre de grosses crevettes pelées • 4 cs huile d'olives extra vierge • ½ oignon moyen haché • ½ tasse tomates en purée	• 1 livre de grosses crevettes pelées ou morceaux de poisson blanc • 2 cs huile d'olives extra vierge • 1 oignon moyen haché • 1 tasse tomates en purée	• 1 livre morceaux de poisson blanc • 2 cs huile d'olives extra vierge • 2 oignon moyen haché • 1 tasse tomates en purée
Préparation	• Dans une grande sauteuse chauffer l'huile. • Sauter l'ail et l'oignon à feu doux 10-15 minutes. • Ajouter les tomates, le gingembre, le cumin, le coriandre et le curcuma et laisser mojoter 5 minutes. • Mettre les crevette dans la sauce qui mijote et cuire 10 minutes. • Ajouter en remuant le coriandre. • Retirer du feu et ajouter le jus de citron.		

Valeur nutritive

Calories	276	259	242
Lipides	14g	12g	11g
Glucides	12g	13g	14g
Protéines	25g	25g	24g
Temps de préparation : 30 minutes Nombre de portions : 4-6			

Avocat tropical aux crevettes

	Type Protéine	Type Mixte	Type Glucide
Ingrédients	• ½ mangue mûre, pelée et coupée en morceaux • ¼ tasse jus de citron vert frais (environ 2 citrons verts) • ¼ tasse plus 1 cs huile d'olive extra vierge • 1 cc sel de mer • 1 cs cumin • 6 radis finement tranchés • ¼ tasse coriandre finement haché		
	• 1 livre de crevettes non cuites pelées et nettoyées • ½ jalapeno pelé et dégréné • 2 avocats coupés en petits morceaux • ½ oignon rouge finement tranché	• 1 livre de crevettes non cuites pelées et nettoyées ou des morceaux de poisson blanc • ½ jalapeno pelé et dégréné • 2 avocats coupés en petits morceaux • ½ oignon rouge finement tranché	• 1 livre de morceaux de poisson blanc • 1 jalapeno pelé et dégréné • 1 avocats coupés en petits morceaux • 1 tasse asperges fraichement cuites à la vapeur • 1 oignon rouge finement tranché
Préparation	• Dans un mixeur ou robot de cuisine passer la mangue, le jalapeno, le jus de citron vert, l'huile d'olives et le sel. Mettre de côté au réfrigérateur. • Asperger les crevettes avec le cumin, sauter, frire ou griller 5 minutes jusqu'à cuisson. • Dans un grand saladier, combiner les crevettes, l'avocat, les radis, l'oignon rouge et le coriandre. • Remuer avec la sauce et servir froid à température ambiante ou refroidi.		

Valeur nutritive

Calories	376	372	354
Lipides	21g	20,1g	17,5g
Glucides	18g	18g	16g
Protéines	32g	32g	30,4g
Temps de préparation : 25 minutes	Nombre de portions : 4		

Flétan à la sauce au beurre

	Type Protéine	Type Mixte	Type Glucide
Ingrédients	• 1 échalote finement hachée • ½ tasse vin blanc sec • ½ tasse bouillon de légumes ou de poulet • 1 citron		
	• 1 livre de saumon d'environ 1,5 cm d'épaisseur • 6 cs beurre • 1 persil finement haché	• 1 livre de flétan d'environ 1,5 cm d'épaisseur • 5 cs beurre • 1 persil finement haché	• 1 livre de flétan d'environ 1,5 cm d'épaisseur • 3 cs beurre • 2 persil finement haché
Préparation	• Essuyer le flétan et saler et poivrer légèrement. Chauffer 1 cs de beurre dans une poêle à feu moyen et ajouter le flétan. • Après 2 minutes, le beurre commencera à brunir, ajouter alors une autre cuillérée de beurre et l'échalote. • Ajouter le vin et monter un peu le feu. Faire mijoter rapidement 3 minutes. • Ajouter le bouillon de poulet et laisser mijoter encore 3-5 minutes en versant de temps en temps du bouillon sur le poisson. • Réduire le feu à moyen et mettre le persil. Ajouter le restant du beurre en petits morceaux. • Couvrir et laisser mijoter 3-6 minutes jusqu'à ce que le flétan soit cuit et se détache facilement. • Servir avec une rangée de rondelles de citron.		

Valeur nutritive

Calories	682	682	537
Lipides	41g	41g	32,8g
Glucides	3g	3g	2,1g
Protéines	62g	62g	57,92g
Temps de préparation : 20 minutes		Nombre de portions : 2	

Flétan et sa croute d'amandes et de chorizo

	Type Protéine	Type Mixte	Type Glucide
Ingrédients	• ½ tasse (environ 50 g) de chorizo espagnol grossièrement haché (salami mais pas de saucisses crues) • ¼ tasse amandes blanchies pelées • 2 filets de flétan sans la peau (ou autre poisson blanc) d'environ ½ livre chacun		
	• 2 filets de saumon sans la peau d'environ ½ livre chacun • 1 cs persil grossièrement haché	• 2 filets de flétan (ou autre poisson blanc) sans la peau d'environ ½ livre chacun • 1 cs persil grossièrement haché	• 2 filets de flétan (ou autre poisson blanc) sans la peau d'environ ½ livre chacun • 2 cs persil grossièrement haché
Préparation	• Préchauffer le four à 200° • Dans un mixeur, mixer le chorizo, les amandes et le péril jusqu'à ce que les amandes soient en petits morceaux. • Asperger avec quelques cuillérées d'huile le fond d'une casserole et mettre le poisson dedans. • Verser à la cuillère la mixture de chorizo sur le poisson en appuyant pour le faire bien adhérer au poisson autant que possible et que les côtés soient partiellement ouverts. • Rôtir au four 12 minutes ou jusqu'à ce que le poisson se détache facilement avec une fourchette. • Pour finir, pousser le grill à feu vif et rôtir 2-4 minutes jusqu'à ce que les amandes soient brun clair.		

Valeur nutritive

Calories	582	582	583
Lipides	29g	29g	28,4g
Glucides	4g	4g	4,1g
Protéines	73g	73g	74,2g
Temps de préparation : 25 minutes Nombre de portions : 2			

Sardines grillées à l'estragon

	Type Protéine	Type Mixte	Type Glucide
Ingrédients	• ½ tasse cônes de pins • 1 échalote finement hachée • 1 cs zest de citron • jus d'1 citron (et aussi pour la garniture) • 1 cs câpres • 1 cs estragon finement haché ou plus si désiré • 1 botte de cresson, de mâche ou autre verdure		
	• 1 livre saumon d'environ 1,5 cm d'épaisseur • 6 cs beurre • 1 cs persil finement haché	• 12 sardines fraiches vidées et écaillées • 2 cs beurre bio	Non approprié pour les types Protéines
Préparation	• Préchauffer le grill à feu vif. • Dans une poêle, griller légèrement les cônes de pin à feu moyen. Attention, les cônes de pin brûlent facilement ! • Retirer les cônes du feu et verser dans un saladier. • Dans la même poêle, faire fondre le beurre et sauter l'échalote jusqu'à ce qu'elle soit molle. • Ajouter l'échalote aux cônes. Mélanger le zest de citron, le jus de citron, les câpres et l'estragon. • Mélanger la moitié de la sauce avec la verdure. • Frotter les sardines avec de l'huile d'olives ou du beurre et saler poivre légèrement. • Griller les sardines jusqu'à ce qu'elles soient un peu brûlées, environ 2 minutes de chaque côté. • Étaler les sardines sur la verdure. Couronner avec la sauce restante et servir avec des quartiers de citron.		

Valeur nutritive

Calories	179	179	-
Lipides	9g	9g	-
Glucides	0g	0g	-
Protéines	20g	20g	-

Temps de préparation : 20 minutes   Nombre de portions : 2

Tacos de poisson au citron

	Type Protéine	Type Mixte	Type Glucide
Ingrédients	• 2 cs de sauce poivrée au citron • Huile d'olives extra vierge pour asperger • Feuilles de laitues pour envelopper le poisson et / ou du chou finement tranché pour servir avec • Avocats tranchés pour garnir (optionnel) • 3 gros ou 4 petits citrons verts (pour le zest et le jus) • 2 gousses d'ail finement hachées		
	• 2 livres de saumon • ½ oignon rouge ou blanc tranché • 1 tasse mayonnaise	• 2 livres de poisson (Colin, et flétan vont bien) • 1 oignon rouge ou blanc tranché • 1 tasse mayonnaise	• 2 livres de poisson (Colin, et flétan vont bien) • 1 oignon rouge ou blanc tranché • ½ tasse mayonnaise
Préparation	• Assaisonner le poisson avec le citron poivré et asperger d'huile d'olives. • On peut frire, ou griller le poisson au grill ou à la poêle et cela ne devrait prendre qu'environ 4 minutes pour cuire chaque côté. • Pendant que le poisson cuit, utiliser une râpe pour enlever la peau verte des citrons et faire le zest. Couper les citrons verts et presser le jus. • Tourner ensemble la mayonnaise, l'ail et le zest de citron vert. • Ajouter doucement le jus de citron vert jusqu'à la consistance et au goût souhaité.		

Valeur nutritive

Calories	691	694	621
Lipides	55,6g	56,2g	47,3g
Glucides	11g	11,45g	10,3g
Protéines	43g	43g	42,1g

Temps de préparation : 20 minutes   Nombre de portions : 4

Filets de plie en croûte aux amandes

	Type Protéine	Type Mixte	Type Glucide
Ingrédients	• 1 livre de filet de plie (la limande ou la sole peuvent aussi la remplacer) • 1 tasse farine d'amandes • sel de mer (optionnel) • poivre noir fraîchement moulu • 1 œuf battu		
	Non approprié pour les types Glucides	• 1 cs huile de noix de coco	• ½ cs huile de noix de coco
Préparation	• Rincer les filets de plie et essuyer avec une serviette en papier. • Saler la farine d'amandes avec du sel de mer (optionnel) et du poivre fraîchement moulu, remuer pour mélanger. • Tremper chaque filet dans l'œuf, puis dans la mixture de farine. Couvrir chaque filet complètement. • Pendant ce temps, chauffer une poêle à feu vif moyen. Ajouter l'huile de noix de coco quand la poêle est chaude. • Frire les filets dans l'huile de noix de coco 2-3 minutes de chaque côté ou jusqu'à ce que le poisson se détache facilement avec une fourchette.		

Valeur nutritive

Calories	-	232,2	224
Lipides	-	8,9g	7,6g
Glucides	-	14,7g	13,3g
Protéines	-	25,7g	23,7g
Temps de préparation : 15 minutes		Nombre de portions : 2	

Saumon en croûte aux amandes

	Type Protéine	Type Mixte	Type Glucide
Ingrédients	<ul><li>¾ livre filets de saumon avec la peau</li><li>½ tasse farine d'amandes</li><li>½ cs coriandre moulu</li><li>½ cs cumin moulu</li><li>jus d'1 citron</li><li>sel de mer et poivre noir fraichement moulu</li><li>quelques brins de coriandre frais</li></ul>		
	• 2 cs huile de noix de coco	• 1 cs huile de noix de coco	Non approprié pour les types Protéines
Préparation	<ul><li>Préchauffer le four à 175°</li><li>Mélanger la farine d'amandes, le coriandre et le cumin dans un petit saladier.</li><li>Saupoudrer les filets de saumon avec la mixture de farine (des deux côtés).</li><li>Placer avec la peau dessous dans une poêle à frire et graissée légèrement avec l'huile de noix de coco.</li><li>Cuire 12-15 minutes ou jusqu'à ce que les filets se détachent facilement avec une fourchette.</li><li>Couronner avec le coriandre fraichement haché pour servir.</li></ul>		

Valeur nutritive

Calories	320	220	-
Lipides	12g	6g	-
Glucides	8g	8g	-
Protéines	35g	35g	-
Temps de préparation : 25 minutes		Nombre de portions : 2	

Loup de mer grillé aux câpres et au citron

	Type Protéine	Type Mixte	Type Glucide
Ingrédients	• 1 citron • 2 cs câpres rincés • 2 branches d'aneth frais (séché si le frais n'est pas disponible) • sel de mer et poivre noir fraichement moulu		
	• 1 livre filets de saumon	• 1 livre filet de loup de mer (ou tout autre poisson blanc à chair ferme)	• 1 livre filet de loup de mer (ou tout autre poisson blanc à chair ferme)
Préparation	• Préchauffer le four à 175 ° • Placer les filets sur une plaque de four • Tranché le citron finement (1/2 cm la tranche) • Asperger le poisson de sel de mer et de poivre noir fraîchement moulu • Couronner de câpres et de branches d'aneth. Couvrir avec des tranches de citron frais. • Cuire 10-15 minutes, jusqu'à ce que la chair se détache facilement avec une fourchette.		

Valeur nutritive

Calories	350	243	243
Lipides	12g	5g	5g
Glucides	12g	12g	12g
Protéines	48g	41g	41g
Temps de préparation : 25 minutes		Nombre de portions : 2	

Saumon au chipotle et citron vert

	Type Protéine	Type Mixte	Type Glucide
Ingrédients	• 1 livre filets de saumon sans peau • 2-3 citrons verts (1 par filet) coupé en deux • ¼ cs sel de mer (optionnel) • ½ cs chipotle moulu		
	• 1 livre filets de saumon sans peau • 2 cs huile d'olives, huile de noix de coco	• 1 livre filets de saumon sans peau • 2 cs huile d'olives, huile de noix de coco	• 1 livre filets de poisson blanc sans peau • 1 cs huile d'olives, huile de noix de coco
Préparation	• Préchauffer le four à 175° • Rincer le saumon et essuyer. Placer sur une plaque de cuisson. • Frotter chaque filet avec l'huile d'olives ou la graisse au choix et presser le jus de la moitié d'un citron vert sur chaque filet. • Asperger les filets de sel de mer (si désiré) et le chipotle et placer un demi citron dessus chaque filet. • Cuire le saumon 12-15 minutes ou jusqu'à ce qu'il se détache facilement avec une fourchette.		

Valeur nutritive

Calories	173	173	158
Lipides	7g	7g	6,1g
Glucides	4g	4g	3,78g
Protéines	23g	23g	20g
Temps de préparation : 20 minutes Nombre de portions : 2			

Tartare de poisson cru

	Type Protéine	Type Mixte	Type Glucide
Ingrédients	• 2 cs huile d'olives extra vierge • ¼ cs poudre de wasabi • 1/8 cc poivre noir concassé		
	• 1 livre saumon cru finement tranché • 3 cs huile d'olives extra vierge • 2 cs graines de sésame	• 1 livre thon cru finement tranché • 3 cs huile d'olives extra vierge • 1 cs graines de sésame	• 1 livre thon cru finement tranché • 1 ½ cs huile d'olives extra vierge • 1 cs graines de sésame
Préparation	• Dans un saladier, mélanger l'huile d'olives, la poudre de wasabi, les graines de sésame et le poivre noir concassé. • Remuer le poisson dans la mixture jusqu'à ce qu'il soit bien recouvert. • Ajuster l'assaisonnement avec du poivre noir ou de la poudre de wasibi si désiré.		

Valeur nutritive

Calories	147	138,6	128
Lipides	14g	12g	10g
Glucides	3g	3g	3g
Protéines	8g	9g	9g
Temps de préparation : 5 minutes Nombre de portions : 4			

Poisson cru mariné

	Type Protéine	Type Mixte	Type Glucide
Ingrédients	• 1/3 tasse oignon rouge finement tranché • 1 tasse jus de citron vert frais • 2 cs poivron égrené, finement haché, ou 1 piment écrasé • 2 cs sel de mer • 2 tasse coriandre ou persil haché		
	• 1 livre saumon cru • ½ tasse tomates hachées • ½ tasse céleri finement haché	• 1 livre saumon ou thon cru • 1 tasse tomates hachées	• 1 livre thon cru • 1 tasse tomates hachées
Préparation	• Enlever la peau du poisson et haché en morceau d'1 cm. Mélanger le saumon, l'oignon rouge haché, le jus de citron vert, le poivre et le sel. Mariner pour plusieurs heures ou mieux toute la nuit. • 10-15 minutes avant de servir, ajouter les tomates hachées et le coriandre ou le persil et remuer pour mélanger. Servir accompagné de laitue ou de feuilles de verdure.		

Valeur nutritive

Calories	238	205	197
Lipides	10g	7g	12g
Glucides	11g	10g	10g
Protéines	26g	26g	14g
Temps de préparation : 10 minutes Nombre de portions : 4			

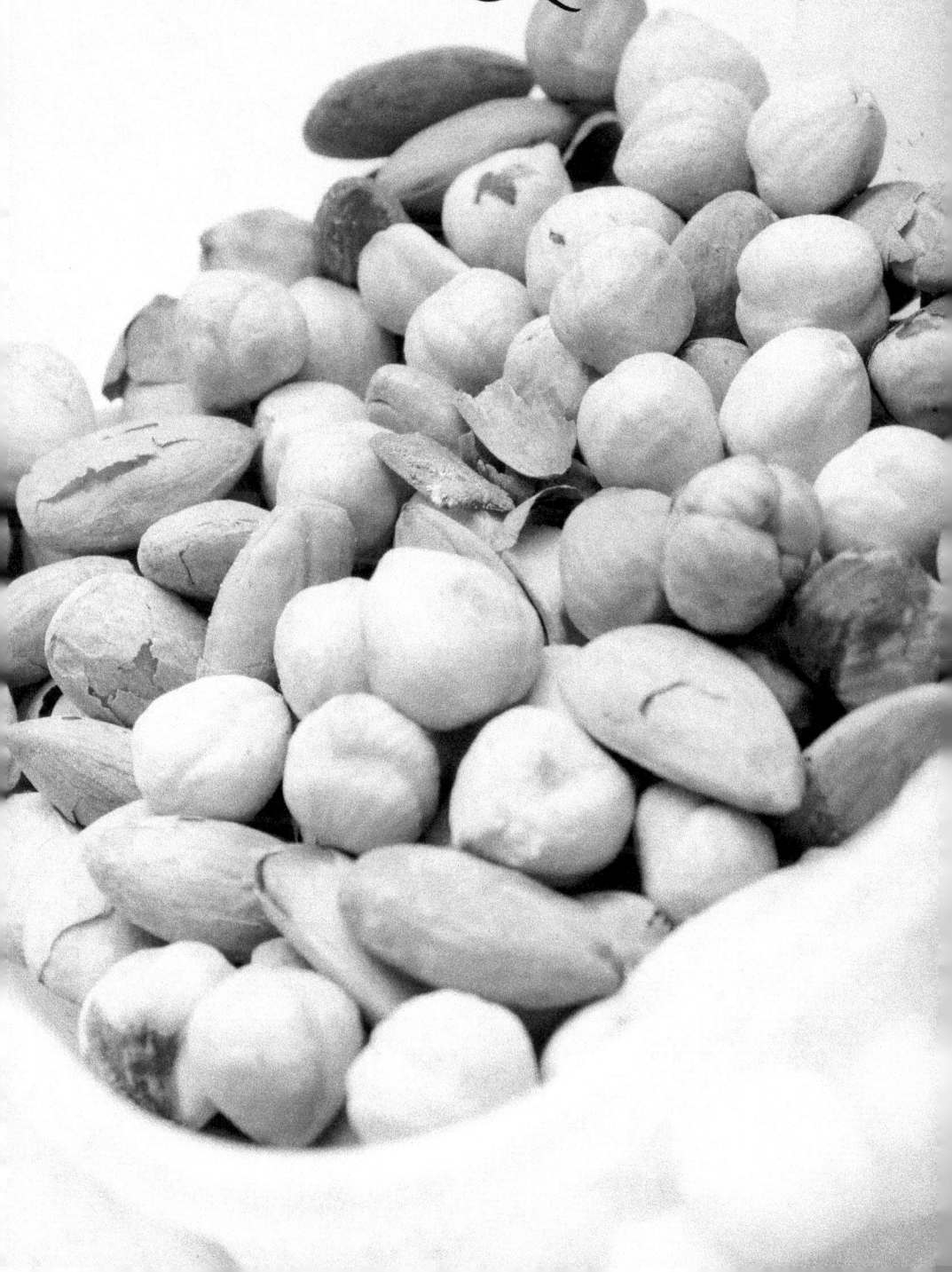

Les encas

Kéfir parfait

	Type Protéine	Type Mixte	Type Glucide
Ingrédients	• 2 tasses kéfir • 2 pêches (tranchées) • 1 tasse fraises (tranchées) • 1 tasse myrtilles • 2 bananes moyennes (tranchées) • 4 cs miel		
	Cet encas n'est pas idéal pour votre type.	• 5 grains de raisin sans pépins coupés par moitié	• 1 grosse mangue
Préparation	• Mettre 3 ou 4 cs de kéfir au fond d'une tasse. Ajouter quelques gouttes de miel au kéfir. • Ajouter du mélange de fruits tranchés. • Répéter jusqu'à ce que la tasse soit pleine.		

Valeur nutritive

Calories	-	172	167
Lipides	-	2,4g	2g
Glucides	-	38g	33g
Protéines	-	4,8g	4g

Temps de préparation : 10 minutes   Nombre de portions : 4

Noix épicées

	Type Protéine	Type Mixte	Type Glucide
Ingrédients	• 1 tasse noisettes • 1 tasse noix • ¼ cs sel de mer • ¼ cs cannelle • ¼ cs noix de muscade • zest d'une orange		
	• 1 cs beurre bio	• 1 cs beurre bio	• ½ cs beurre bio
Préparation	• Préchauffer le four à 175° • Mettre les noix l'intention une couche sur la plaque de cuisson. Griller 10 minutes. • Quand les noix sont prêtes, faire fondre le beurre dans une casserole à feu moyen. Quand il commence à brunir ajouter le sel, la cannelle, la noix de muscade et le zest d'orange. • Ajouter les noix dans la casserole et bien mélanger. • Servir immédiatement ou garder sous vide jusqu'à une semaine.		

Valeur nutritive

Calories	187	187	171,4
Lipides	13,4g	13,4g	11,8g
Glucides	7,2g	7,2g	6,7g
Protéines	8,5g	8,5g	7,2g
Temps de préparation : 20 minutes Nombre de portions : 2			

Endives au miel et aux noix

	Type Protéine	Type Mixte	Type Glucide
Ingrédients	• 4-6 endives • 1 tasse noix • 1 cs miel • 1 cs thym frais • sel de mer selon le goût		
	• 4 cs beurre bio	• 3 cs beurre bio	• 2 cs beurre bio
Préparation	• Enlever les premières feuilles des endives et jeter. Couper les endives en quart dans le sens de la longueur et ôter le cœur amer (sans que les feuilles se détachent). • Dans une grande poêle, faire fondre 2 cs de beurre à feu moyen et y coucher les endives en une couche. • Parsemer les noix sur le dessus. Couvrir la poêle et cuire 5 minutes. • Pendant que les endives cuisent faire fondre le restant du beurre avec le miel et le thym ou au microondes ou sur le feu. • Tourner les endives et les parsemer avec la mixture de beurre et de miel. • Couvrir à nouveau pendant encore 5 minutes. Retirer le couvercle et sauter 3-5 minutes afin de brunir et de caraméliser les endives. • Asperger de sel de mer et servir.		

Valeur nutritive

Calories	165	159	154
Lipides	6g	5g	4g
Glucides	17g	17g	15,4g
Protéines	12g	12g	10,5g

Temps de préparation : 25 minutes   Nombre de portions : 4

Carottes grillées au cumin

	Type Protéine	Type Mixte	Type Glucide
Ingrédients	• ½ cs cumin moulu • ¼ cs cannelle moulue • ¼ cs sel de mer • ¼ cs poivre noir moulu • ½ citron frais (optionnel) • quelques feuilles de persil et de menthe frais émincé en garniture (optionnel)		
	• 1 ½ cs huile de noix de coco • 1 livre de carottes fraiches (environ 10)	• 1 cs huile de noix de coco • 1 livre de carottes fraiches (environ 10)	• ¾ cs huile de noix de coco • ½ livre de carottes fraiches (environ 5)
Préparation	• Préchauffer le four à 200 °. Couvrir avec une grande feuille de cuisson la plaque de cuisson. Laver et éplucher les carottes, les couper dans le sens de la longueur en lamelles d'environ 1 cm de largeur. Les mettre dans un grand saladier. • Avec une fourchette, mélanger le cumin, la cannelle, le sel et le poivre dans un petit plat allant au micro-ondes. Ajouter l'huile de noix de coco et passer au micro-ondes jusqu'à ce que cela fonde environ 15-20 secondes. • Verser l'huile de noix de coco assaisonnée sur les carottes et remuer avec deux cuillères en bois jusqu'à ce que les carottes soient bien couvertes. Goûter et ajuster l'assaisonnement. • Étaler les carottes en une seule couche sur la plaque de cuisson et griller 15-20 minutes jusqu'à ce qu'elles soient tendres et dorées. • Retirer du four et presser le citron sur le dessus. Saupoudrer avec les herbes hachées.		

Valeur nutritive

Calories	94	94	87
Lipides	5g	5g	3,7g
Glucides	12g	12g	11,5g
Protéines	1g	1g	0,8g
Temps de préparation : 25 minutes	Nombre de portions : 2-4		

Chips de nori à l'ail et au sésame

	Type Protéine	Type Mixte	Type Glucide
Ingrédients	• 12 feuilles de nori • eau • 3 gousses d'ail émincée (environ 1 cs) • une pincée de poivre de Cayenne • sel de mer • ½ cs graines de sésame		
	• 1 cs huile de sésame	• 1 cs huile de sésame	• 1/2 cs huile de sésame

Préparation

- Préchauffer le four à 200°. Couvrez deux grandes feuilles de cuisson avec du papier sulfurisé.
- Placer 6 feuilles de nori, le côté brillant sur le dessus, sur les feuilles de cuisson. Avec un pinceau à dorer, brosser légèrement le côté brillant du nori avec de l'eau, en faisant bien attention à prendre aussi les côtés, puis mettre une autre feuille de nori dessus et les presser ensemble. Répéter avec toutes les feuilles restantes jusqu'à ce qu'elles soient toutes par paire.
- Utiliser des ciseaux de cuisine ou un couteau aiguisé et couper les noris en fines lamelles d'1 cm et couper encore ces lamelles en sens contraire. Vous devriez avoir environ 42 chips. Arranger les chips en une seule couche sur la plaque de cuisson.
- Dans un petit saladier, mélanger l'huile de sésame, l'ail et le Cayenne. Utiliser le pinceau pour couvrir le dessus des chips, puis asperger généreusement de sel. Utilisez vos doigts pour parsemer les graines de sésame au-dessus des chips.
- Placer sur la grille du milieu et cuire 15-20 minutes. Les chips deviendront croquantes et d'un beau vert foncé brillant. Retirer du four, goûter et asperger de plus de sel si vous le désirez et laisser refroidir avant de manger pour qu'elles soient le plus croquantes possible.

Valeur nutritive

Calories	97	97	83
Lipides	9,4g	9,4g	7,1g
Glucides	12g	12g	8g
Protéines	10,2g	10,2g	9,1g

Temps de préparation : 25 minutes   Nombre de portions : 5

Baies et crème fouettée à la noix de coco

	Type Protéine	Type Mixte	Type Glucide
Ingrédients	• 1 (400g) boite de lait de noix de coco • 2 tasses de baies fraiches : fraises, myrtilles et/ou mûres • 1 cs extrait pur d'amandes ou de vanille • 1 cs amandes émincées • 2 cs chips de noix de coco caramélisées		
Préparation	• Cela demande un peu de préparation : placer une boite de lait de noix de coco dans les réfrigérateur pour la nuit, mais au moins 3-4 heures. • Au moment de manger, mettre la boite, un saladier en fer de mixeur et les fouets du mixeur dans le frigidaire 15 minutes. Pendant que le lait de noix de coco se refroidit dans le frigidaire, laver les fruits et sécher les avec du papier de cuisine. • Chauffer une poêle anti adhésive à feu moyen. Ajouter les amandes émincées et remuer constamment jusqu'à ce qu'elles deviennent dorées, environ 3-5 minutes. • Quand le lait de noix de coco est froid, le verser dans le saladier du mixeur et ajouter l'extrait d'amandes. Fouetter au mixeur à grande vitesse jusqu'à ce que le lait soit mousseux et ait pris l'aspect de crème fouettée, environ 5-7 minutes. Émerveillez-vous de l'aspect crémeux ! • Diviser les baies dans 4 bols, couronnez-les avec une bonne cuillérée de crème fouettée. Aspergez chaque bol avec un peu des amandes grillées et des chips de noix de coco caramélisées. • La crème fouettée restante peut être couverte et conservée au réfrigérateur pour environ 3 jours.		

Valeur nutritive

Calories	194
Lipides	16g
Glucides	23g
Protéines	18,9g

Temps de préparation : 25 minutes   Nombre de portions : 4

Noix de cashew façon « humus »

	Type Protéine	Type Mixte	Type Glucide
Ingrédients	• 2/3 tasse noix de cashew grillées, non salées1 cs huile d'olives extra vierge • 3 gousses d'ail • 3 cs jus de citron • une pincée de sel et de poivre		
Préparation	• Passer tous les ingrédients au mixeur jusqu'à ce que la mixture soit onctueuse. • Mixer un peu moins longtemps pour une texture croquante. • Servir.		

Valeur nutritive

Calories	225
Lipides	20,2g
Glucides	8,9g
Protéines	5,3g

Temps de préparation : 15 minutes   Nombre de portions : 6-8

Amandes épicées

	Type Protéine	Type Mixte	Type Glucide
Ingrédients	• 1 tasse amandes • 1 cs cumin moulu • 1 cs graines de coriandre moulues • ½ cs sel de mer		
	• 2 cs graines de sésame • 2 œufs	• 1 cs graines de sésame • 1 œuf	• ¾ cs graines de sésame • 1 œuf
Préparation	• Préchauffer un four à chaleur pulsée à 200 ° • Mettre les œufs dans un bol et battre jusqu'à ce qu'ils soient un peu mousseux. • Ajouter les amandes, le cumin, le coriandre, les graines de sésame et le sel et bien mélanger. • Éparpiller la mixture d'amandes sur une plaque de cuisson recouverte d'un papier de cuisson. • Mettre la plaque au four et cuire 10 minutes jusqu'à ce que les amandes soient dorées et les œufs figés. • Retirer du four et laisser refroidir. • Pour servir, casser la mixture grillée pour séparer les amandes.		

Valeur nutritive

Calories	189	171	167
Lipides	15,7g	14,2g	13,5g
Glucides	8,3g	7,1g	6,4g
Protéines	7,2g	5,8g	5,3g

Temps de préparation : 20 minutes   Nombre de portions : 2-4

En cas de chou-fleur

	Type Protéine	Type Mixte	Type Glucide
Ingrédients	• Sel de mer et poivre • Cumin moulu • Paprika moulu		
	• 1 tête de chou-fleur moyen • 4-5 cs huile d'olives extra vierge	• ½ tête de chou-fleur moyen • 4-5 cs huile d'olives extra vierge	• ½ tête de chou-fleur moyen • 3 cs huile d'olives extra vierge
Préparation	• Préchauffer un four à chaleur pulsée à 175° • Casser le chou-fleur en fleurettes de différentes tailles et placer dans un plat allant au four. • Ajouter l'huile, le cumin, le paprika, le poivre et une bonne pincée de sel. Bien mélanger ensemble. • Cuire au four, en remuant toutes les 5-10 minutes, 20-30 minutes ou jusqu'à ce que le chou-fleur soit cuit et doré. • Retirer du four et servir.		

Valeur nutritive

Calories	89,8	88,67	87,3
Lipides	4,5g	4,3g	4,1g
Glucides	11,5g	11,2g	10,1g
Protéines	4,2g	4g	3g

Temps de préparation : 30 minutes   Nombre de portions : 4-6

Boulettes de viande aux courgettes

	Type Protéine	Type Mixte	Type Glucide
Ingrédients	• 285g courgettes râpées avec les extrémités enlevées • 1 cs d'aneth frais finement haché • 1 ½ tasse farine d'amandes • 1 cs sel de mer • une pincée de poivre		
	• 285g bœuf émincé • 1 oignon finement haché • 3 œufs	• 285g bœuf émincé • 1 oignon finement haché • 2 œufs	• 285g bœuf émincé • 2 oignons finement hachés • 1 œuf
Préparation	• Préchauffer un four à chaleur pulsée à 175° • Dans un saladier, mélanger les ingrédients ensemble jusqu'à ce qu'ils soient bien incorporés l'un à l'autre. • Faites des boulettes de 4 cm de la mixture et les mettre sur une place de cuisson couverte de papier de cuisson. • Cuire les boulettes au four 25-35 minutes ou jusqu'à ce que les boulettes soient dorées et cuites. • Retirer du four et servir.		

Valeur nutritive

	Type Protéine	Type Mixte	Type Glucide
Calories	58	72	69
Lipides	2,7g	6,8g	5,4g
Glucides	3,2g	5,2g	4,9g
Protéines	5,1g	7,36g	5,9g

Temps de préparation : 40 minutes   Nombre de portions : 6-8

Bouchées de poisson

	Type Protéine	Type Mixte	Type Glucide
Ingrédients	• 1 carotte moyenne râpée • 1 cs huile • 1 cs sel de mer • une pincée de poivre		
	• un boite de saumon de 425g, égouttée • 1 petit oignon finement haché • 2 œufs • 1 tasse patate douce tranchée	• un boite de saumon / thon de 425g, égouttée • 1 petit oignon finement haché • 1 œuf • 1 ½ tasse patate douce tranchée	• un boite de thon de 425g, égouttée • 2 petits oignons finement hachés • 1 œuf • 1 ½ tasse patate douce tranchée
Préparation	• Préchauffer un four à chaleur pulsée à 175° • Cuire les patates douces dans l'eau. Retirer tout le liquide et écraser les patates avec une fourchette. La purée sera très sèche. • Dans un mixeur bien mélanger les ingrédients. • Faites des boulettes de 4 cm de la mixture et placer sur un plat allant au four recouvert de papier de cuisson. • Mettre au four et cuire 25 minutes. • Servir chaud ou froid avec ou sans sauce pimentée, au choix.		

Valeur nutritive

Calories	260	269	271
Lipides	8,9g	10,1g	10,1g
Glucides	21,5g	28,5g	28,5g
Protéines	19,2g	25,6g	25,6g
Temps de préparation : 30 minutes		Nombre de portions : 6-8	

Patates douces violettes et chips d'asperges

	Type Protéine	Type Mixte	Type Glucide
Ingrédients	• 1 patate douce violette lavée et finement ranche en longueur • 1 botte d'asperges, coupées en pointe en trois • sel de mer		
	• 1 cs huile de noix de coco	• ¼ cs huile de noix de coco	• ½ cs huile de noix de coco
Préparation	• Préchauffer un four à chaleur pulsée à 175° • Mettre les rondelles de patates et les asperges sur un plat allant au four recouvert de papier de cuisson. • Placer l'huile de noix de coco en cuillérées sur les légumes suivi d'une bonne volée de sel. • Mettre au four et cuire 20-25 minutes. Retourner à l'occasion si nécessaire jusqu'à ce que les patates soient devenues légèrement croquantes et les asperges cuites.		

Valeur nutritive

Calories	187	184	180
Lipides	4g	3,8g	3,1g
Glucides	41g	41g	40,6g
Protéines	6g	6g	5,3g

Temps de préparation : 30 minutes   Nombre de portions : 2-4

Croquants aux légumes

	Type Protéine	Type Mixte	Type Glucide
Ingrédients	<ul><li>1 aubergine moyenne coupée en rondelles de 1- 1 ½ cm d'épaisseur</li><li>2 courgette moyenne coupée en rondelles de 1- 1 ½ cm d'épaisseur</li><li>2 chourave, épluchés, coupés par moitié et en rondelles de 1- 1 ½ cm d'épaisseur</li><li>1 jicama moyen épluché et coupé en rondelles de 1- 1 ½ cm d'épaisseur</li><li>1 tasse haricots verts, coupés et fendus</li><li>1 cs huile d'olives ou de pépins de raisins</li><li>2 cs de sauce soja tamari</li></ul>		
Préparation	<ul><li>Couper l'aubergine en premier. Certaines aubergines peuvent être amères, alors surmonter les rondelles avec du sel et les laisser dégorger pendant la préparation des autres légumes. Rincer et sécher.</li><li>Placer les rondelles de légumes de grandeur égale dans un grand saladier. Verser l'huile et le tamari dessus les rondelles de légumes et remuer pour les couvrir régulièrement.</li><li>Mettre les rondelles au déshydrateur sur une feuille de cuisson. Déshydrater à 110°F 4-8 heures ou 3-4 heures au four jusqu'à ce que els légumes soient secs et croquants, et croquent bien. Les courgettes ou les légumes plus épais demanderont peut-être 7-10 heures dans le déshydrateur.</li><li>Refroidir. Mettre dans une boite ou un pot fermant bien. Conserver à température ambiante 3-4 semaines.</li></ul>		

Valeur nutritive

Calories	85
Lipides	2g
Glucides	16g
Protéines	3g
Temps de préparation : 20 minutes	Nombre de portions : 8

Noix au gingembre

	Type Protéine	Type Mixte	Type Glucide
Ingrédients	<ul><li>¼ tasse beurre bio</li><li>1/3 tasse sauce de soja tamari</li><li>2 cs gingembre en poudre</li><li>¼ cs de pâte japonaise wasabi si désiré</li><li>2 tasses noix bio</li><li>1 tasse noix crues de macadamia ou de cashew bio</li><li>1 tasse d'amandes ou de noix de pécan crues</li></ul>		
Préparation	<ul><li>Préchauffer un four à 175° et faire fondre le beurre dans une petite sauteuse à feu doux. Mélanger la sauce soja, le gingembre et la pâte de wasabi dans un petit bol.</li><li>Étaler les noix sur une feuille de cuisson. Verser le beurre et remuer pour les enrober.. Cuire au four 15 minutes environ.</li><li>Retirer du four. Remuer dans la mixture de soja et de gingembre. Remettre au four et griller environ encore 10 minutes. Retirer du four. Arrêter. Maintenant laisser refroidir avant de les manger.</li><li>Laisser refroidir à température ambiante. Conserver dans une boite avec couvercle.</li><li>Utiliser en quelques jours, comme si cela serait un problème.</li></ul>		

Valeur nutritive

Calories	59
Lipides	6g
Glucides	1g
Protéines	1g
Temps de préparation : 10 minutes Nombre de portions : 2-4	

Cuirs de légumes

	Type Protéine	Type Mixte	Type Glucide
Ingrédients	• 4 tasse de légumes légèrement cuits à la vapeur et mixés ou gazpacho ou autre soupe de légumes mixée, mais sans produits laitiers		
Préparation	• Pour déshydrater des cuirs de légumes dans le déshydrateur d'aliments : verser environ 4 tasses de légumes fraichement mixés sur une feuille de plastique ou le plateau en Teflon. Déshydrater à 135°F 5-8 heures jusqu'à ce qu'il soit un peu brillant mais plus collant. Retirer, refroidir et diviser en quartiers. Rouler er envelopper solidement. Conserver dans un endroit sec. • Pour déshydrater des cuirs de légumes au four : graisser la plaque de cuisson légèrement avec de l'huile de noix de coco et étaler 3-4 tasses d'épaisse purée ou soupe de légumes de façon égale sur la surface, un peu plus épais sur les ôtés. • Mettre le four à température minimum et faire comme indiqué plus haut. Quand c'est ferme, retirer du four, laisser refroidir et couper en morceaux. Rouler er envelopper solidement. Conserver dans un endroit sec.		

Valeur nutritive

Calories	25
Lipides	0g
Glucides	4,5g
Protéines	0g

Temps de préparation : 15 minutes   Nombre de portions : 8

Crème de noix

	Type Protéine	Type Mixte	Type Glucide
Ingrédients	• 1 tasse noix de cashew crues ou d'amandes bio crues sans peau • ½ tasse d'eau froide filtrée • 1 cs miel ou ¼ de paquet de Stévia ou d'édulcorant		
Préparation	• Mixer les noix de cashew, l'eau froide et l'édulcorant dans le mixeur à vitesse maximum jusqu'à ce que le tout devienne onctueux et crémeux. • Faire refroidir. Servir 2-3 cuillérées comme pudding ou 1 cs comme de la crème fouettée pour couronner un dessert de fruits. Conserver dans une boite bien fermée. • Mettre au réfrigérateur et utiliser dans les 2 jours.		

Valeur nutritive

Calories	82
Lipides	7g
Glucides	4g
Protéines	3g
Temps de préparation : 5 minutes	Nombre de portions : 4

Halvah rapide

	Type Protéine	Type Mixte	Type Glucide
Ingrédients	• ¼ tasse noix de pécan crues, de noix, d'amandes ou de noix de cashew • ¼ tasse canneberges séchées ou de myrtilles • ¼ tasse de morceau de noix de coco séchée sans sucre • ¼ tasse poudre de petit-lait à la vanille • ¼ tasse de noix de cashew crue ou de beurre de sésame • 2 cs lait de noix de coco ou crème crue		
Préparation	• Dans un mixeur ou un robot de cuisine ajouter les noix crues et les fruits secs, la noix de coco séchée, le petit-lait et le beurre de cashew. Mixer jusqu'à ce que les noix soient moulues. Utiliser une spatule en caoutchouc pour détacher la mixture du bol du robot. • Ajouter le lait de noix de coco et mixer jusqu'à le tout soit mélangé. Faire des boulettes demi sphériques avec une cuillère ou mettre dans une petite forme et appuyer et couper en triangles ou diamants. • Vous pouvez servir immédiatement ou saupoudrer avec des morceaux de noix de coco		

Valeur nutritive

Calories	81
Lipides	4g
Glucides	11g
Protéines	1g
Temps de préparation : 5 minutes	Nombre de portions : 8

Liste de courses: ▮▯▯▯ ▯▮▯▯▯▮▮▯

VIANDES
- ☐ Bœuf
- ☐ Bison
- ☐ Poulet (viande rouge)
- ☐ Canard
- ☐ Œufs
- ☐ Chèvre
- ☐ Mouton
- ☐ Foie
- ☐ Rate
- ☐ Faisan
- ☐ Côte de porc
- ☐ Caille
- ☐ Lapin
- ☐ Travers de porc
- ☐ Ris de veau
- ☐ Dinde (viande rouge)
- ☐ Veau
- ☐ Venaison
- ☐ Gibier

FRUIT DE MER
- ☐ Ormeau
- ☐ Anchois
- ☐ Omble arctique
- ☐ Caviar
- ☐ Palourde
- ☐ Crabe
- ☐ Plie
- ☐ Hareng
- ☐ Langouste
- ☐ Maquereau
- ☐ Moule
- ☐ Calamar
- ☐ Huitre
- ☐ Saumon
- ☐ Sardine
- ☐ Pétoncle
- ☐ Crevette
- ☐ Calmar
- ☐ Thon, rouge

LEGUMES
- ☐ Œufs
- ☐ Fromage
- ☐ Fromage blanc
- ☐ Kéfir
- ☐ Yaourt

LEGUMES
- ☐ Artichaut
- ☐ Asperge
- ☐ Carotte
- ☐ Chou-fleur
- ☐ Céleri
- ☐ Champignon
- ☐ Pois
- ☐ Épinards
- ☐ Haricots verts
- ☐ Courge

FRUITS
- ☐ Pomme (verte)
- ☐ Avocat
- ☐ Banane (pointes vertes)
- ☐ Noix de coco
- ☐ Olive
- ☐ Poire (pas mûre)

HUILE / MATIERES GRASSES
- ☐ Beurre
- ☐ Crème de noix de coco
- ☐ Huile de noix de coco
- ☐ Huile de foie de morue
- ☐ Crème
- ☐ Huile de poisson
- ☐ Huile de lin
- ☐ Ghee
- ☐ Huile d'olives
- ☐ Huile de noix

NOIX / GRAINES
- ☐ Amandes
- ☐ Noix du Brésil
- ☐ Noix de cashew
- ☐ Graines de lin
- ☐ Noix de macadamia
- ☐ Cacahuètes
- ☐ Noix de pécans
- ☐ Pistaches
- ☐ Graines de potiron
- ☐ Graines de sésame
- ☐ Graines de tournesol
- ☐ Noix

Liste de course: T□□□ □□□□□□□□

VIANDES

Seulement à l'occasion
de la viande rouge ou
éliminer totalement

☐ Filet de poulet
☐ Poule de
Cornouailles
☐ Jambon
☐ Porc, maigre
☐ Filet de dinde

FRUITS DE MER

☐ Poisson chat
☐ Morue
☐ Plie
☐ Haddock
☐ Flétan
☐ Perche
☐ Cabillaud
☐ Sole
☐ Truite
☐ Thon (blanc)
☐ Turbot

LAITAGES

Choisissez écrémé

☐ Fromage
☐ Fromage blanc
☐ Kéfir
☐ Lait
☐ Yaourt
☐ Œufs

LEGUMES

☐ Betterave
☐ Betterave verte
☐ Brocoli
☐ Chou de Bruxelles
☐ Chou
☐ Cardes
☐ Bettes
☐ Maïs
☐ Concombre
☐ Aubergine
☐ Ail
☐ Chourave
☐ Légumes verts
☐ Okra
☐ Oignon
☐ Persil
☐ Navet
☐ Poivrons
☐ Pomme de terre
☐ Citrouille
☐ Radis
☐ Rutabaga
☐ Poireau
☐ Spaghetti de courge
☐ Pousses
☐ Courge d'été
☐ Patate douce
☐ Tomate
☐ Rave
☐ Cresson
☐ Igname
☐ Courge jaune
☐ Courgette

FRUITS

☐ Pomme
☐ Abricot
☐ Baie
☐ Cerise
☐ Citrus
☐ Raisin
☐ Melon
☐ Pêche
☐ Poire
☐ Ananas
☐ Prune
☐ Tomate
☐ Tropical

HUILE : MATIERES GRASSES

Utiliser modérément

☐ Beurre
☐ Crème de noix
de coco
☐ Huile de noix
de coco
☐ Huile de foie
de morue
☐ Crème
☐ Huile de poisson
☐ Huile de lin
☐ Ghee
☐ Huile d'olives
☐ Huile de noix

Les derniers mots

Ce n'est pas le problème qui est important, mais la manière dont vous le traiter !

L'alimentation est vraiment le véritable élixir de vie. La nourriture que vous mangez a le pouvoir de définir la sorte de vie que vous vivez. Votre diète a le pouvoir intrinsèque de combattre les redoutables déformations de la colonne comme la scoliose, qui menace en fait la façon dont vous vous sentez et votre aspect.

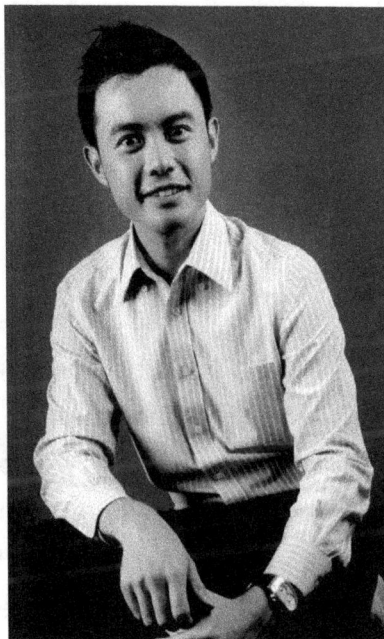

Dans sa définition première, la scoliose est une question de déséquilibre, une déviation du patron originel de la nature. Comme votre colonne commence à perdre sa forme naturelle, une courbure de scoliose s'immisce, apportant tout l'inconfort et la douleur avec elle.

Les scientifiques et les spécialistes dans le domaine sont fortement d'accord qu'il y a des manières testées sur le temps pendant lesquelles nous pouvons doucement restaurer notre équilibre naturel, en utilisant des moyens holistiques et nutritionnels. Référez-vous simplement à un exemplaire de « Votre programme pour la prévention et le traitement naturel de la scoliose » pour savoir où vous pouvez vous procurer les armes de la nature pour vous aider dans votre croisade ! Après tout, les moyens holistiques sont les seuls sur le long terme pour la scoliose. La recherche montre comment les médicaments et même les interventions chirurgicales ne sont que des mesures temporaires, qui ne feront que résoudre les symptômes de la scoliose, come la douleur, une courbure anormale et l'inconfort. Ils ne tenteront pas de résoudre le déséquilibre réel derrière la difformité.

Ayez confiance dans le pouvoir inhérent à votre nourriture pour vous guérir. Suivez chaque conseil de ce livre soigneusement pour de meilleurs résultats. Sachez que vos gènes sont différents, ce qui détermine aussi l'étendue et la nature de la scoliose que vous avez. Ce qui est bon pour une autre personne avec la scoliose peut ne pas l'être pour vous. Soyez sincère dans vos efforts pour connaître votre véritable type métabolique. Pensez activement aux questions avant d'y répondre. Vous pouvez même faire une pause d'une heure ou d'un jour avant d'avoir la bonne réponse à une question spécifique. Analysez et observez vos habitudes alimentaires et quel groupe d'aliment vous affecte. Une fois que vous avez la réponse pour votre type métabolique individuel, acceptez le verdict et planifier un menu pour vous.

Comme vous devez l'avoir vu, il y a des ingrédients spécifiques que j'ai définis pour les types de métabolismes variés. Suivez les spécifications pour préparer vos plats pour de meilleurs résultats.

Le grand nombre de recettes contenues dans « Le Livre de cuisine pour la scoliose » est pour inspirer de meilleurs habitudes alimentaires pour votre colonne et votre corps. Vous pouvez facilement explorer d'autres recettes et expérimentez de vous-même ; la seule limitation est votre imagination. Sur le chemin pour une meilleure santé de votre colonne, utilisez les autres ressources comme « Exercices pour la prévention et le traitement de la scoliose » avec un DVD et le compagnon « Votre journal de traitement naturel de la scoliose » pour améliorer vos chances de succès. Pour plus d'informations, connectez-vous sur le site : www.HIYH.info où vous trouverez des conseils gratuits, des articles et des mises à jour que je mets régulièrement.

Comme toujours, auriez-vous quelque question ou interrogation, sachez que je suis toujours là comme votre ami, votre docteur et votre guide. Comme quelqu'un qui a marché le long de ce chemin lui-même, je comprends vos inquiétudes et je suis ici pour vous fournir les réponses dont vous avez besoin. Il vous suffit de prendre contact !

Vous pouvez me joindre à : scoliosis.feedback@gmail.com

Vous souhaitant la meilleure des santés, du bonheur et une guérison très rapide de la scoliose.

Dr Kevin Lau D.C.

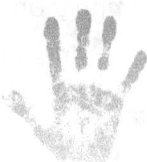

Le DVD Exercices pour la prévention et le correction de la scoliose est une sélection minutieuse des exercices que vous pouvez faire dans le confort de votre domicile pour faire reculer la scoliose.

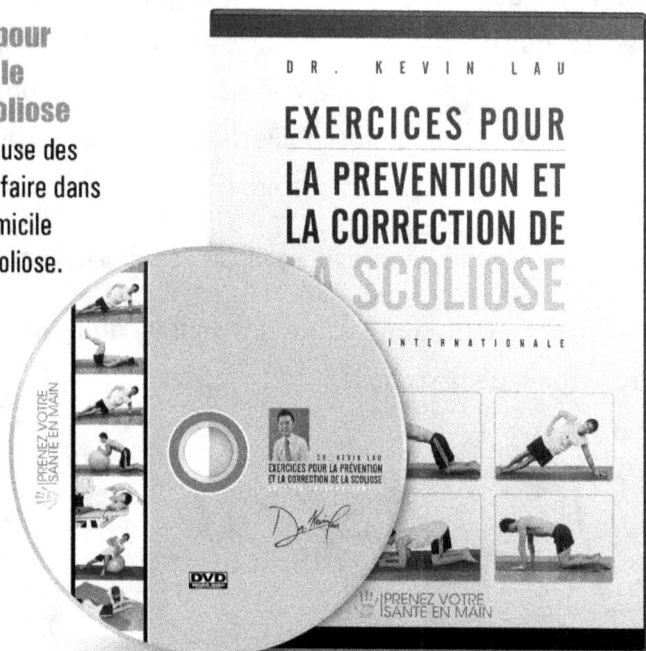

DR. KEVIN LAU

EXERCICES POUR LA PREVENTION ET LA CORRECTION DE LA SCOLIOSE

INTERNATIONALE

Divisé en trois sections simples à assimiler, le DVD vous fera passer par diverses étapes afin de commencer à reconstruire et à rééquilibrer votre colonne vertébrale. Les sections complètes couvrent tout, des étirements pour équilibrer votre corps à la Construction de votre centre, ainsi qu'un certain nombre de différents exercices d'alignement du corps qui ont tous été minutieusement conçus et sélectionnés par le Dr Kevin Lau.

Pour tous ceux qui souffrent de scoliose, les avantages principaux du DVD sont :

- Il offre une prolongation concise de 60 minutes du livre du Dr Lau portant le même nom, Votre programme pour une prévention et un traitement naturels de la scoliose.
- La section Equilibrer le corps du DVD explique en détail les techniques d'étirement correctes pour soulager la raideur chez les personnes atteintes de scoliose.
- La section Construire votre centre se concentre sur le renforcement musculaire qui donne de la stabilité à votre colonne vertébrale.
- Les exercices d'alignement du corps amélioreront l'alignement général de votre colonne vertébrale.
- Tous les exercices présentes sur le DVD sont adaptés pour une rééducation pré et post-opératoire en cas de scoliose.
- Sans risque, même pour ceux qui souffrent.
- Tous les exercices couverts dans Votre santé entre vos mains peuvent être pratiqués à la maison, et aucun équipement spécial n'est requis.

Livre de cuisine

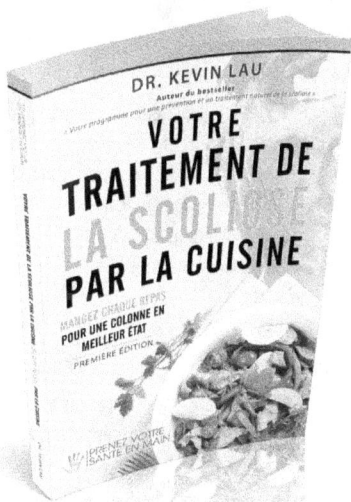

Renforcez votre colonne, un repas à la fois !

Le traitement de la scoliose demande une approche compréhensive, une qui restaurera l'alignement naturel de votre corps, en même temps qu'elle préviendra la dégénération inévitable due à l'âge.

« Votre traitement de la scoliose par la cuisine » – unique en son genre, le premier guide pour personnaliser votre régime avec plus de 100 délicieuses recettes qui renforceront votre colonne pour traiter votre scoliose ! Ce livre vous apporte les secrets surprenants, et qui ont fait leurs preuves dans le temps, de l'alimentation optimale pour la santé de la colonne sous forme d'un guide facile à suivre. Suivez simplement pas à pas les instructions pour trouver les aliments appropriés à vos métabolisme et gènes. Une fois cela accompli, la seule chose que vous ayez à faire est de choisir la recette de votre goût et les ingrédients suivant les résultats de votre Type de métabolisme.

Vous découvrirez :

- Réduire la douleur liée à la scoliose
- Augmenter la croissance et le développement de la colonne
- Renforcer vos muscles
- Détendre les muscles
- Équilibrer vos hormones
- Améliorer votre niveau d'énergie
- Prévenir la dégénération de la colonne
- Vous aider à atteindre la taille idéale de votre corps
- Renforcer votre système immunitaire
- Améliorer votre sommeil

Le classeur

Surveillez vos progrès vers une pleine santé de votre colonne vertébrale !

Dans ce manuel compagnon du best-seller Amazon « Votre programme pour une prévention et un traitement naturel de la scoliose », le Docteur Lau vous offre les connaissances de bases qui vous seront nécessaires pour réussir votre programme de santé en 12 semaines.

Etape Un : Identifiez l'état de votre scoliose personnelle.

Etape Deux : Identifiez vos besoins nutritionnels unique et votre Metabolic Type

Etape Trois : Conservez votre motivation avec le programme d'exercices établi du Dr. Lau, qui inclut des tableaux d'exercices complets ainsi que des conseils de fitness.

Etape Quatre : Soyez concentré et inspiré en surveillant vos progrès jour après jour

Etape Cinq : Attendez et observez tandis que votre scoliose s'améliore, que votre douleur décroît et que votre dos se renforce

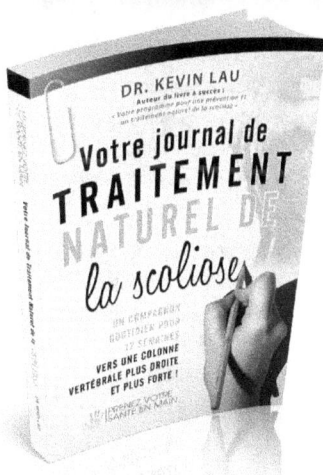

Le chirurgie

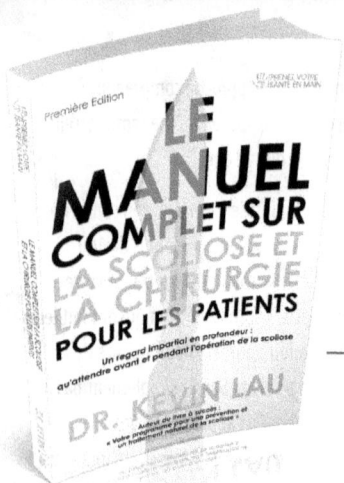

Un regard impartial en profondeur : qu'attendre avant et pendant l'opération de la scoliose

Une opération de la scoliose n'a pas besoin d'être une expérience problématique et pleine d'anxiété. En fait, avec la bonne connaissance et une information correcte, vous pouvez prendre en toute confidence et bien informé les décisions sur les meilleures options de traitement. Le dernier ouvrage de Dr. Kevin Lau vous aidera à découvrir des informations cruciales et actuelles qui vous guideront pour prendre les décisions au sujet de la santé de votre colonne vertébrale.

Vous découvrirez :

- **7 questions à vous poser** – La vérité est que, bien que la chirurgie soit appropriée pour certains patients, ce n'est pas nécessairement le cas pour tous. Considérez ces 7 simples questions pour vous aider à déterminer si la chirurgie est la meilleure option.
- **Les différents types de chirurgie de la scoliose** – Incluant comprendre les composants de la chirurgie comme pourquoi les broches posées dans votre corps pendant l'opération doivent-elle y rester.
- **Des histoires de la vie réelle** – Apprenez de plusieurs études de cas, les succès et les épreuves subies par les patients sur le chemin d'une vie normale et saine.
- **Comment évaluer** les risques associés avec les nombreux types de chirurgie de la scoliose.
- **Des astuces pratiques** – Comment vous permettre votre opération et comment choisir le meilleur moment, la place et le chirurgien.

La grossesse

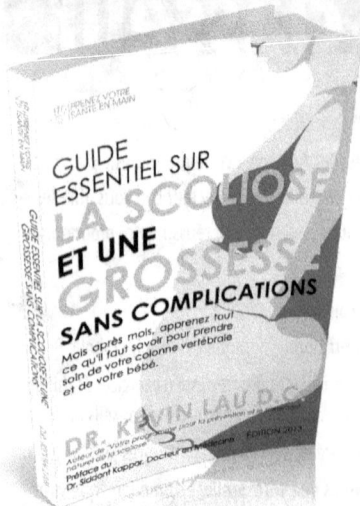

Guide complet et facile à suivre pour contrôler votre scoliose pendant une grossesse !

« Guide essentiel sur la scoliose et une grossesse sans complications » est un guide qui aborde mois par mois tout ce que vous devez savoir pour prendre soin de votre colonne vertébrale et de votre bébé. Le livre vous soutient et vous accompagne tout au long de ce voyage merveilleux vers la naissance d'un bébé en bonne santé.

Ce livre offre des réponses et des conseils professionnels pour les femmes enceintes qui souffrent de scoliose. Vous y trouverez de nombreuses informations pour faire face aux bouleversements physiques et émotionnels vécus au cours d'une grossesse si vous êtes atteinte de scoliose. De la conception à l'accouchement et après la naissance, ce guide vous accompagnera pour devenir l'heureuse et fière maman d'un bébé en pleine santé.

ScolioTrack

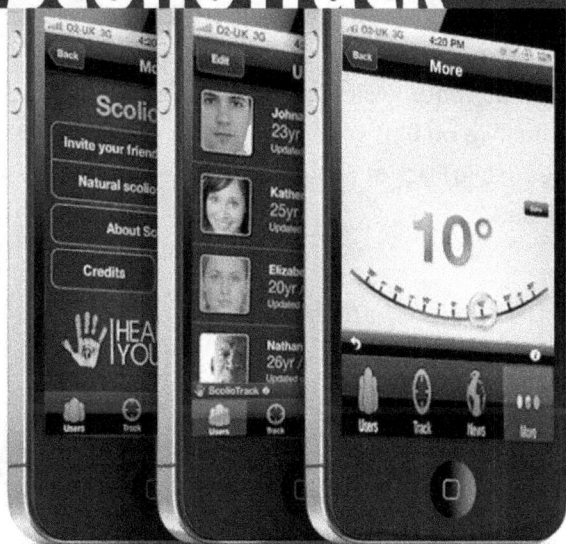

ScolioTrack est une manière sûre et innovante de suivre la scoliose d'une personne mois après mois en utilisant l'accéléromètre de l'iPhone et Android comme un médecin utiliserait un scoliomètre. Un scoliomètre est un instrument utilisé pour estimer le degré de courbure de la colonne vertébrale d'une personne. Il peut être utilisé pendant des examens de dépistage ou pour le suivi d'une scoliose, une malformation dans laquelle la colonne vertébrale se courbe de manière anormale.

Télécharger dans l'App Store DISPONIBLE SUR Google play

Fonctionnalités de l'application :

- Il peut être utilisé par de multiples utilisateurs et il enregistre les données de manière pratique sur l'iPhone pour des examens de santé ultérieurs.
- Il suit et enregistre l'angle d'inclinaison du tronc d'une personne, une mesure clé dans le dépistage et dans la planification du traitement de la scoliose.
- Il suit la taille et le poids d'une personne – idéal pour les adolescents en pleine croissance atteints de scoliose, ou les adultes qui font attention à leur santé.
- Il affiche les flux d'information récents sur la scoliose pour maintenir les utilisateurs informés et à jour.

Le scoliomètre

Introduction d'un outil convivial pour depistage de la scoliose : une app pour scoliometre

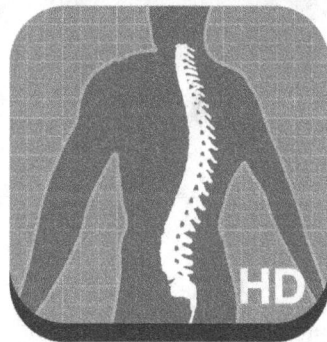

Le scoliomètre est un outil utile et très innovant destiné aux professionnels de la santé, aux médecins et à ceux qui veulent réaliser des bilans de la scoliose chez eux. Nous pouvons toujours vous fournir un remplacement très précis pour un prix beaucoup plus abordable. Les médecins et les professionnels de la santé qui cherchent un moyen simple, rapide et élégant pour mesurer la courbure de la colonne vertébrale peuvent utiliser cet outil précis. Les médecins ont utilisé le scoliomètre comme un outil efficace pour le dépistage de la scoliose pendant de nombreuses années, et maintenant vous pouvez le faire vous-même avec votre téléphone.

Télécharger dans l'App Store DISPONIBLE SUR Google play

Suivez-nous

Restez connectés avec les derniers conseils santé, les informations et les mises à jour du Dr. Lau avec les sites de médias sociaux suivants. Rejoignez la page Facebook de Health In Your Hands pour avoir l'opportunité de poser des questions au Dr Kevin Lau sur son livre ou plus généralement sur votre scoliose, les App iPhone appelées ScolioTrack et Scoliomètre ou le DVD d'exercices correctifs contre la scoliose.

facebook.   www.facebook.com/Scoliose

You Tube   www.youtube.com/DrKevinLau

Blogger   www.DrKevinLau.blogspot.com

twitter   www.twitter.com/DrKevinLau

Linked in   www.linkedin.com/in/DrKevinLau/fr

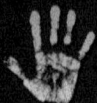

HEALTH IN YOUR HANDS

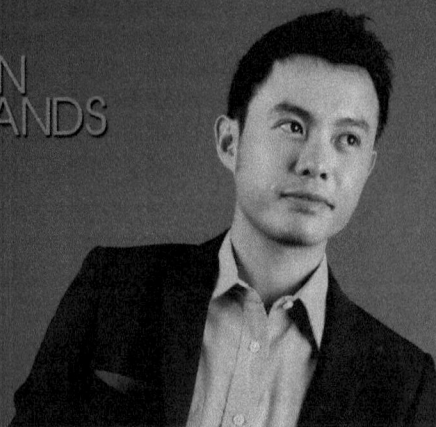

www.ingramcontent.com/pod-product-compliance
Lightning Source LLC
Chambersburg PA
CBHW072130270326
41931CB00010B/1718